Le mal de dos

Biomécanique
et conséquences thérapeutiques

Deuxième édition revue et augmentée

Catalogage avant publication de Bibliothèque et Archives nationales du Québec et Bibliothèque et Archives Canada

Titre : *Le mal de dos. Biomécanique et conséquences thérapeutiques.* Deuxième édition revue et augmentée.

Nom : Jean-Marie Latreille, 1941-, éditeur intellectuel.

Description : comprend des références bibliographiques
1. Lombalgie. 2. Rachialgie. 3. Vertébralgie. 4. Mal de dos. 5. Prévention des maux de dos. 6. Exercices pour la colonne vertébrale.

Identifiants : Canadiana 2020008688X | ISBN 9782924801185 (couverture souple)
Vedettes-matière : RVM: Dorsalgie. | RVM: Dorsalgie—Traitement.
Classification : LCC RD771.B217 L38 2020 | CDD 617.5/64—dc23

Directeur de l'édition : Yves Lenoir
Révision : Céline Gagnon-Tremblay
Montage : MCM Compo-montage
Illustration de la page couverture : dessin et photographie réalisés par l'auteur. Lorsqu'un être humain se penche et soulève une charge, sa colonne vertébrale fonctionne à la manière d'une grue.

Tous les livres des Éditions Cursus universitaire sont soumis à une évaluation externe. Yves Lenoir, sociologue, professeur associé à la Faculté d'éducation de l'Université de Sherbrooke, est directeur des Éditions Cursus universitaire et de son comité éditorial.

Nous reconnaissons l'aide financière du gouvernement du Canada par l'entremise du Fonds du livre du Canada (FLC).

ISBN 978-2-924801-22-2 (édition numérique)
978-2-924801-18-5 (édition papier)

Dépôt légal — Bibliothèque et Archives nationales du Québec, 2020
Dépôt légal — Bibliothèque et Archives Canada, 2020

Jean-Marie Latreille, MD

Le mal de dos

Biomécanique et conséquences thérapeutiques

Deuxième édition revue et augmentée

ÉDITIONS CURSUS UNIVERSITAIRE

Remerciements

L'auteur tient à remercier

- le professeur Yves Lenoir, directeur des Éditions Cursus universitaire, pour son intervention précieuse, pertinente et appréciée dans le cadre de la publication de cet ouvrage et pour avoir transformé un manuscrit en un produit fini, un livre accessible à tous ;

- monsieur Michel Julien, physiothérapeute, pour sa participation indispensable à l'étude du niveau d'activité électrique générée par la musculature paralombaire en diverses positions du tronc. On trouvera cette étude à la fin du chapitre deux ;

- madame Micheline Larocque, instructeur, pour sa généreuse collaboration à l'imagerie photographique illustrant la section sur le programme d'exercices vertébraux.

Préface

Bienheureux ceux qui n'ont jamais eu mal au dos ! Pour toutes les autres personnes, ce livre pourrait vous intéresser et vous être bénéfique.

Il s'adresse particulièrement à tous les intervenants qui traitent les maux de dos, entre autres, les médecins de famille, les orthopédistes, les physiatres, les neurologues, les rhumatologues, les physiothérapeutes, les ergothérapeutes, les chiropraticiens, les ostéopathes, les kinésithérapeutes, les massothérapeutes, de même que les intervenants de la Commission des normes, de l'équité, de la santé et sécurité du travail (CNESST), de la Société de l'assurance automobile du Québec (SAAQ) et des compagnies d'assurances.

Une approche mathématique, mais tout de même de compréhension facile, y est détaillée. L'auteur, physiatre, s'appuie sur son expérience personnelle pour nous amener vers une vision simple et nouée de "gros bon sens" pour décrire la mécanique compressive complexe inhérente à notre colonne vertébrale et associée à nos comportements posturaux dans la vie de tous les jours.

Il nous propose d'ailleurs les bonnes postures à adopter pour diminuer les impacts négatifs de cette mécanique compressive sur notre colonne. La prévention a bien meilleur goût !

Daniel Leblanc, md,
médecin de famille,
Salaberry-de-Valleyfield

Introduction

Eh oui, une autre publication sur les maux de dos ! Que vient donc faire celle-ci vu l'abondance d'excellents textes publiés sur le même sujet ? Pourquoi en ajouter ? Ce travail est le fruit d'une longue réflexion et d'une expérience clinique de 44 ans dans ce domaine et il se démarque en ce qu'il propose de nouveaux comportements posturaux pour réduire l'impact morbide de cette condition dans la vie de monsieur et madame tout le monde.

L'auteur émet l'hypothèse à l'effet que la bipédie, commune à l'être humain, impose à la colonne vertébrale des contraintes mécaniques de surcharge. Grâce à des calculs de vecteurs de force (chapitre 2), il établit une preuve mathématique de cette surcharge qui agresse les articulations de la colonne au cours de la vie normale lors des diverses activités de la vie quotidienne.

En général, les études scientifiques analysant les causes des douleurs vertébrales portent sur la surexploitation des capacités portantes de la colonne en diverses circonstances professionnelles, sportives ou autres. Mais le mal de dos n'est pas réservé aux travailleurs de force ou aux sportifs. La plupart des gens ont mal au dos souvent ou au moins occasionnellement. Alors, comment expliquer sa généralisation dans la population ?

Voilà l'originalité de ce travail qui fait la démonstration théorique de la responsabilité des simples gestes de la vie quotidienne dans la genèse des troubles mécaniques du rachis. Les diverses postures adoptées dans la vie de tous les jours par les êtres humains provoquent des microtraumatismes articulaires répétitifs responsables d'une accélération de l'évolution dégénérative du rachis et de l'apparition périodique de manifestations douloureuses très variables d'une personne à l'autre. Il faut ajouter l'existence de complications occasionnelles d'origine discale ou spondylarthrosiques, souvent sténotiques spinales ou foraminales, associées, du moins en partie, aux conséquences lointaines du même mécanisme (chapitre 3). Dans ces circonstances, nous présumons qu'une prévention de ces microtraumatismes articulaires répétitifs serait en mesure de ralentir l'évolution dégénérative rachidienne, de réduire les manifestations douloureuses épisodiques et d'empêcher ou retarder à un âge plus avancé les complications. Ainsi, comprenant le mécanisme de l'agression gravitaire de sa colonne, le lecteur saura pourquoi et comment mettre en pratique diverses suggestions de prévention posturale accompagnée d'un programme d'exercices rationnel et conforme aux prémisses biomécaniques (chapitre 4).

On trouvera à la fin du chapitre 2 la description d'une étude expérimentale réalisée par l'auteur confirmant par une preuve électromyographique l'effet compressif sur le rachis produit par les muscles spinaux proportionnellement à l'importance du déplacement du centre de gravité.

Le chapitre 4 comprend une section qui revoit la panoplie de modalités thérapeutiques dont le principal objectif est de soulager la douleur. Devenues de plus en plus sophistiquées et, jusqu'à un certain point, efficaces à court terme, ces diverses approches techniques ont le défaut d'évacuer le mécanisme responsable des diverses conditions qu'elles entendent soulager. Dans ce chapitre, nous faisons donc une description sommaire de ces divers traitements, dont les injections de cortisone, sachant toutefois que, sans prévention du mécanisme provocateur, les améliorations escomptées risquent d'être de courte durée.

En somme, il s'agit d'une monographie qui, par son aspect scientifique, s'adresse bien sûr d'abord aux intervenants du milieu de la santé impliqués dans le traitement des maux de dos (médecins, physiothérapeutes, ergothérapeutes, etc.) (chapitres 2 et 3). Toutefois, elle rejoint aussi le grand public pour son contenu informatif sur le mécanisme impliqué dans la genèse des maux de dos et surtout par une nouvelle façon de vivre sur le plan postural pour le prévenir.

Cette publication ne se veut pas un réchauffé des nombreuses et excellentes publications sur le mal de dos éditées au cours des dernières années. Elle constitue une présentation originale de ce problème et propose une nouvelle stratégie pour le combattre tout en formulant une critique motivée de l'approche thérapeutique traditionnelle, peut-être efficace à court terme, mais qui ne change pas la morbidité liée à ce fléau généralisé chez les êtres humains.

Chapitre 1

La bipédie : un formidable succès de l'évolution ou une punition divine ?

« Avec la colonne vertébrale, on touche à la mémoire rhinencéphale, au cerveau reptilien de l'être humain. C'est cette mémoire profonde qui vient de loin et nous dépasse »
(Mélanie Carpentier, citant Katia Gagné, chorégraphe, 2017)

Introduction

Ce premier chapitre établit les prémisses d'une thèse qui sous-tend l'ensemble de l'ouvrage. Inspiré par 44 années d'expérience clinique comme physiatre, l'auteur présente la bipédie, issue d'une évolution ancestrale et caractérisant l'être humain, comme un facteur de surcharge délétère sur la colonne vertébrale dans les simples gestes et postures de la vie quotidienne. Il n'est donc pas surprenant que l'immense majorité de la population humaine soit affectée, à un moment ou l'autre et à des degrés divers, par des douleurs vertébrales d'origine mécanique.

Avec cet énoncé en tête, la table est donc mise pour aborder les prochaines étapes, soit la démonstration quantitative de cette surcharge grâce à des calculs de vecteurs de forces gravitaires compressives agressant la colonne vertébrale en diverses positions fonctionnelles, suivie d'une description des conséquences physiopathologiques et des conséquences thérapeutiques.

1. Une émergence de la nuit des temps

Source d'un mal durable parce qu'il ne fait pas mourir, terrible parce qu'il est souvent extrêmement souffrant, gênant parce qu'il bloque les activités fonctionnelles et sournois parce qu'il survient de façon hypocrite mimant plusieurs autres conditions, le mal de dos est une tare héritée de notre évolution vers la bipédie et affectant l'ensemble de l'humanité.

Nous permettant de paraphraser le poème biblique de la *Genèse*, nous nous demandons si Dieu a puni l'homme pour son péché en le condamnant à se déplacer debout et a récompensé le serpent en lui imposant la reptation. Ce qui est certain, c'est qu'en naissant les humains sont condamnés au mal de dos.

Si, en effet, la colonne vertébrale, pilier de soutènement où s'accroche l'ensemble de la structure corporelle, est une merveille de stabilité et de mobilité chez les vertébrés en général, chez les humains elle est pour ainsi dire une catastrophe.

La bipédie s'est fricotée tant bien que mal vers la fin du miocène (5-24 millions d'années), donc il y a un peu plus de 5 millions d'années, quelque 65 millions d'années après l'apparition des premiers mammifères. Cette caractéristique permettant à un mammifère de se verticaliser de façon fonctionnelle pour se déplacer semble être apparue au moment où le cerveau a développé la capacité de contrôler de façon réflexe les muscles posturaux du tronc assurant la verticalité, autorisant des hominidés, plusieurs espèces d'australopithèques, à adopter ce mode de locomotion. L'émergence du genre *homo* quelques 2,5 millions d'années plus tard conforte ce mode de locomotion privilégié par l'Homme de Néandertal et l'Homme moderne (*Homo sapiens*) apparus il y a 300 000 ans. Cette évolution s'est accompagnée de changements morphologiques importants, particulièrement l'encéphalisation et l'apparition des courbures vertébrales humaines (Berge, 1998 ; Coppens, 2008). En même temps, des avantages considérables se sont dégagés de cette métamorphose. Entre autres, la libération des membres supérieurs par la bipédie a permis l'utilisation des mains comme outil de préhension et de manipulation à la source d'un essor fulgurant des performances fonctionnelles et de la compétitivité des hominidés par rapport aux autres mammifères quadrupèdes. La bipédie a pris une importance telle dans la représentation du schéma corporel d'*homo sapiens* qu'elle est devenue le symbole de la dignité de l'être humain. L'expression "se tenir droit", tant au niveau physique que moral, a pris l'allure d'un ordre divin.

Ces ancêtres primitifs ont très certainement connu ce mal qui affligea leur descendance, bien que leur espérance de vie relativement courte ne leur laissait pas, en général, le temps d'abuser de leur colonne. De plus, leur vie de chasseurs-cueilleurs ne les soumettait probablement pas à la nécessité de soulever des charges, du moins sur une base répétitive et sur de longues périodes. Le mal de dos est intimement lié au caractère bipède de l'humain et sa nature complexe défie les explications simples.

La paléontologie, les mathématiques, l'anatomie et la physiologie sont autant de sciences nécessaires à la compréhension du problème et doivent être mises au service de l'intelligence pour interpréter ce mal qui provient du fond des âges. De tout temps, les sociétés humaines ont considéré le mal de dos comme un mal nécessaire, un rhumatisme faisant partie de la vie contre lequel on ne pouvait rien ou très peu. C'était vrai il y a 4 000 ans, c'est encore vrai aujourd'hui malgré les succès prodigieux des nouvelles méthodes d'investigations et des avancées thérapeutiques spectaculaires à l'égard des complications reliées à la pathologie vertébrale mécanique. Or, la civilisation du XXe siècle a promu ce mal au rang de maladie et en paie le prix fort. Conséquence normale de nos comportements posturaux mécaniquement agressants sur les articulations de la colonne, le mal de dos reste une condition douloureuse souvent réfractaire aux diverses mesures thérapeutiques, même avec les progrès scientifiques modernes.

2. L'homme : un vertébré qui s'ignore

L'affirmation voulant que la colonne vertébrale allie solidité et mobilité est vraie chez le quadrupède, mais elle doit être pour le moins nuancée chez le bipède. Le merveilleux système alliant stabilité et mobilité est parfaitement adapté au fonctionnement quadrupédique, lui permettant le mouvement sous forme d'ondulation ou de serpentement de la colonne vertébrale maintenue sur le plan horizontal en permanence. En position verticale toutefois le système est soumis à des contraintes mécaniques telles qu'il est agressé au niveau de ce qui lui permet sa mobilité, les joints ou articulations discales (amphiarthroses) et articulations postérieures (diarthroses).

À cet égard, comme rapporté récemment dans un quotidien montréalais, nous devons citer la confidence étonnante et visionnaire d'une adepte de la danse moderne dont l'art consiste essentiellement à sentir son corps pour en arriver à exprimer par la posture et le mouvement la quintessence de la vie : « Avec la colonne vertébrale, on touche à la mémoire rhinencéphale, au cerveau reptilien de l'être humain » (Carpentier, 2017, p. E-3). Bien sûr, le privilège de rejoindre « cette mémoire profonde qui vient de loin et nous dépasse » (*Ibid.*) n'est pas donné à tous. Mais cette réalité archaïque du cerveau profond et intimement relié à la colonne vertébrale et son contenu nerveux existe bel et bien et montre que la verticalisation évolutive de l'être humain, en harmonie avec le développement du cerveau cortical, n'a pas changé le lien étroit qu'entretient toujours la colonne vertébrale avec l'horizontalité.

Même si la bipédie s'est accompagnée de changements morphologiques au niveau des structures portantes du squelette, la colonne vertébrale garde une charpente caractéristique de la quadrupédie avec ses joints étagés, composés de 23 disques et 50 paires de facettes articulaires à petites surfaces portantes très sujettes à l'usure inévitablement liée à la nécessaire force de compression inhérente à la verticalité. La colonne a conservé l'essentiel de l'architecture propre à la quadrupédie au stade actuel de son évolution phylogénétique, faisant de l'homme la seule créature verticale composée de joints.

Et les vestiges de la quadrupédie ne sont pas exclusifs à la colonne vertébrale. Entre autres, sur sa planche à dessin, la nature a conçu la charpente des membres supérieurs pour répondre aux besoins de la quadrupédie. En particulier, elle a modelé les composantes anatomiques de l'épaule de telle sorte qu'en posture quadrupédique avec appui bimanuel au sol, l'alignement scapulo-huméral s'oriente en une position sagittale favorisant la congruence gléno-humérale[1] et, par là, la stabilité de cette articulation (Périnou et Colné, 2018).

J'ai toujours été impressionné par cette représentation (figure 1) des dermatomes du corps humain qui nous impose une grande humilité quant à notre appartenance au monde des vertébrés mammifères, tous nos cousins sur le plan phylogénétique.

[1] Congruence gléno-humérale : adaptation de la tête humérale dans la cavité glénoïde.

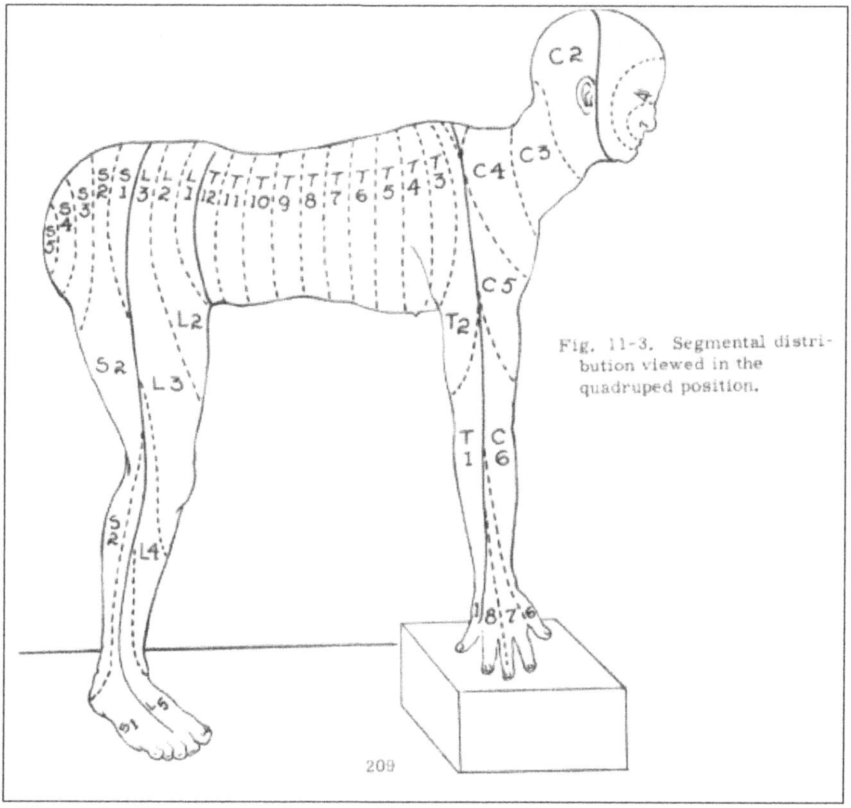

Fig. 11-3. Segmental distribution viewed in the quadruped position.

Figure 1 – Dermatomes[2] en position quadrupède (Chusid, 1970, p. 209)

Admettant l'hypothèse de la survie de l'humanité, les prochaines centaines de milliers d'années verront probablement survenir des modifications morphologiques de la colonne plus conformes à la bipédie, les fréquentes "anomalies" transitionnelles de la région lombo-sacrée et les non-segmentations de certaines parties de la colonne, principalement la colonne cervicale, étant vraisemblablement des manifestations évolutives de ces changements très lents à notre échelle du temps, mais passablement rapides à l'échelle des millions d'années d'évolution qui ont été nécessaires à la création de la bipédie et à son cheminement vers l'apparition de l'*homo sapiens*.

Les faits tendent d'ailleurs à confirmer cette grande fragilité de la colonne chez l'*homo sapiens*. En Amérique du Nord, en permanence, 20 % de la population est atteinte de douleurs lombaires. 85 % des adultes en

[2] Dermatome : aire cutanée innervée par une racine.

bas de 50 ans sont affectés au moins une fois dans leur vie par une lombalgie (Perina, 2017), ceci ne tenant pas compte des atteintes douloureuses mécaniques dorsales et cervicales. En fait les douleurs vertébrales ou d'origine vertébrale ont affecté de tout temps et affectent toujours l'ensemble de l'humanité. Il arrive souvent que les patients, parce qu'ils ont par la force des choses d'autres membres de leur famille souffrant du même problème, me demandent si le mal de dos est héréditaire. Je leur réponds affirmativement en leur disant qu'en nous léguant la bipédie, Adam et Ève nous ont transmis le mal de dos.

De plus, la fréquence du mal de dos en fait le siège fréquent de la somatisation. C'est une condition d'accès facile au segment de la population dont le mal de vivre s'exprime à travers des états pseudopathologiques, dont la vertébralgie dite non spécifique. La chronicisation qui s'ensuit, encouragée par une médicalisation excessive et un généreux système d'indemnisation, devient onéreuse pour la société et dévastatrice pour la personne.

Par ailleurs, non seulement nous nous retrouvons avec une colonne fragile, mais comble de malheur, nous nous apercevons de plus en plus que nous sommes démunis sur le plan thérapeutique devant le caractère réfractaire aux divers traitements de la rachialgie en dépit des progrès scientifiques remarquables de la médecine moderne.

Une meilleure compréhension des mécanismes profonds sous-jacents à la survenue de douleurs vertébrales s'impose et surtout une stratégie thérapeutique qui tient compte de ces mécanismes doit être élaborée. L'approche thérapeutique traditionnelle cherche à réparer les pots cassés. La compréhension des détails de l'agression mécanique causée par les charges de compression sur le rachis, issues de nos comportements posturaux, et leur analyse descriptive devraient nous permettre une approche thérapeutique plus rationnelle s'attaquant à la source du mal.

L'objectif du présent ouvrage est de montrer l'existence des forces considérables de compression sur la colonne vertébrale au cours de la vie humaine et dans des comportements posturaux normaux, d'en analyser les effets physiopathologiques et d'en déduire les conséquences au niveau thérapeutique.

Il s'agit en fait de démontrer qu'une nouvelle approche est nécessaire sur le plan thérapeutique et que, en se basant sur cette analyse biomécanique, de nombreux préjugés posturaux doivent être dénoncés pour être remplacés par des comportements posturaux plus adaptés à la vraie nature de la colonne.

Conclusion

Des millions d'années d'évolution ont permis l'émergence de la bipédie chez les mammifères. Cette transformation ancestrale de la posture ventrale au profit de la verticalisation impose des contraintes mécaniques compressives importantes sur la colonne vertébrale. Malgré l'existence de certaines adaptations morphologiques, la colonne vertébrale reste fragile et peu tolérante à ce mécanisme compressif comme nous allons le démontrer dans les prochains chapitres.

Chapitre 2

La biomécanique

Introduction

La position debout adoptée par l'être humain pour vaquer à ses occupations quotidiennes exige le contrôle d'un système réflexe complexe de forces antigravitaires régissant l'équilibre vertical ou semi vertical. Pour l'ensemble des mammifères terrestres, la pulsion gravitaire vers le sol tend à projeter le tronc vers l'avant avec atterrissage sur les pattes avant, y compris chez les humains où les pattes avant prennent le nom de membres supérieurs. Dans ce chapitre, nous analysons et décrivons les forces de résistance à cette pulsion capables de libérer les membres supérieurs et d'assurer l'équilibre fonctionnel du tronc sans appui, mais au prix d'importantes contraintes compressives sur la colonne vertébrale.

Un modèle mathématique nous a permis de calculer l'importance relative de ces forces compressives sur le rachis en diverses positions du tronc sans ou avec charge tenue avec les membres supérieurs. Le lecteur apprendra ainsi le niveau de charge imposé aux articulations de la colonne vertébrale dans des positions du tronc correspondant aux postures adoptées par l'être humain dans le cadre de ses activités de la vie quotidienne. Il s'agit de forces compressives répétitives considérables relativement à la petite taille des surfaces portantes. Le potentiel de dommage progressif à ces articulations saute alors aux yeux et la compréhension de ce mécanisme d'agression articulaire permet d'aborder ses conséquences physiopathologiques et thérapeutiques, objet des chapitres suivants.

1. Description anatomique de l'architecture vertébrale

La colonne vertébrale en position debout nécessite un système complexe de forces régissant l'équilibre vertical. Les composantes de ce système comprennent de nombreux éléments statiques et dynamiques de sustentation. La partie portante est constituée, d'une part, d'éléments intrinsèques, soit, en avant, les corps vertébraux avec leurs plateaux supérieur et inférieur entre lesquels se logent les disques et, en arrière, le complexe articulaire postérieur et, d'autre part, d'éléments extrinsèques, les appuis abdominal et thoracique (figure 2).

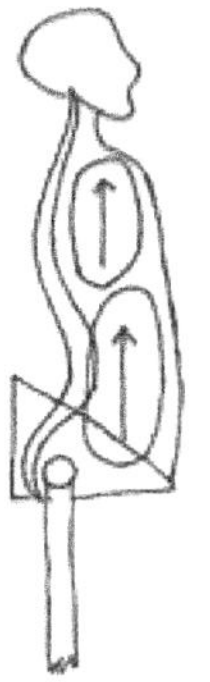

Figure 2 – Schéma représentant les appuis abdominal et thoracique

La résistance aux forces compressives axiales complexes et multiples intégrant la translation et le cisaillement est offerte par un complexe architectural comprenant, d'une part, en avant l'*annulus fibrosus*[3] et le cortex du corps vertébral et, d'autre part, en arrière les articulations postérieures. Quant au *nucléus pulposus*[4] et à l'os spongieux[5] pris isolément, ils offrent peu de résistance à la compression. Cependant, ils forment à l'intérieur du cylindre *cortex-annulus*[6] une colonne de liquide compartimentée, mais dont les cloisons (plateaux vertébraux) ne sont pas étanches (Farfan, 1973).

---

[3] *Annulus fibrosus* : anneau fibrocartilagineux en périphérie du disque intervertébral et entourant le noyau pulpeux central.

[4] *Nucleus pulposus* ou noyau pulpeux : partie centrale gélatineuse du disque intervertébral.

[5] Os spongieux : partie interne poreuse du corps vertébral contenant la moelle osseuse.

[6] Cylindre *cortex-annulus* : Le cortex du corps vertébral est en continuité avec l'*annulus fibrosus* formant ainsi un cylindre qui s'étend de l'*axis* au *sacrum* et dont le contenu est semi-liquide (mœlle osseuse et noyau pulpeux).

Le disque intervertébral possède une capacité osmotique lui permettant de s'imbiber d'eau. Pendant le sommeil, lors du décubitus[7], il se gorge d'eau permettant d'observer une légère augmentation de la taille de l'individu après un décubitus de quelques heures et facilitant son rôle d'amortisseur en période de veille verticale. En effet, quand la pression intradiscale augmente, se produit une fuite de liquide vers l'os spongieux et de là vers la circulation veineuse et lymphatique. Il y a donc à l'intérieur de l'axe vertébral un mécanisme tampon hydraulique de protection contre les forces compressives dont l'efficacité se réduit avec l'évolution dégénérative et la déshydratation discale.

Une autre partie dite stabilisatrice est formée d'une structure agissant passivement, les ligaments, et d'une composante active, les muscles paravertébraux et plusieurs autres muscles du tronc. Les ligaments sont multiples, les principaux étant les ligaments vertébraux communs antérieurs et postérieurs, les ligaments jaunes unissant les lames[8], les ligaments inter-épineux et sus-épineux, et finalement les ligaments inter-transversaires (figure 3).

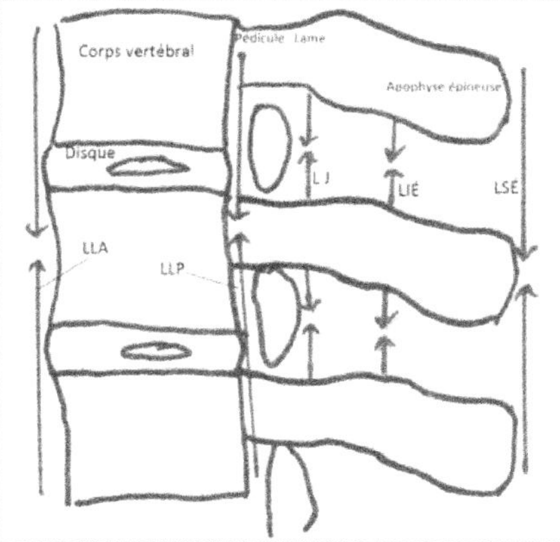

LLA : Ligament longitudinal antérieur
LLP : Ligament longitudinal postérieur
LJ : Ligament jaune
LIÉ : Ligament interépineux
LSÉ : Ligament sus-épineux

Il est important de noter que tous ces ligaments, sauf le LLA, sont situés en arrière de l'axe instantané de rotation de chaque vertèbre qui se situe à la portion supérieure et postérieure du corps vertébral de la vertèbre sous-jacente.

Figure 3 – Coupe sagittale du rachis lombaire laissant voir la position des ligaments

L'arsenal musculaire assure la verticalisation du rachis par une disposition complexe permettant les divers mouvements connus de la colonne, héritiers de la reptation primitive. Mais surtout, il permet la stabilisation du tronc et de la tête en position verticale ou semi-verticale par un

[7] Décubitus : position couchée du corps sur un plan horizontal.
[8] Lames : segments osseux de chaque côté de la partie arrière de l'arc vertébral en avant de l'apophyse épineuse qu'ils unissent aux pédicules.

mécanisme de compression issu d'une évolution récente au cours des derniers millions d'années qui a bonifié le cerveau moteur pour lui donner cette capacité de contrôler la verticalisation.

La plupart des muscles du tronc sont compresseurs, de véritables haubans stabilisateurs puisqu'ils s'alignent en longeant parallèlement les deux côtés de la colonne dans les gouttières vertébrales avec une ligne d'action postérieure à l'axe transversal de rotation de chacune des vertèbres. L'ensemble de cette musculature s'étend en longs faisceaux longitudinaux sur toute la hauteur de la colonne et agit de façon synchronisée pour en stabiliser les divers segments. Anatomiquement, on observe deux plans musculaires superposés, un plan profond et un plan superficiel.

Le **plan profond** comprend les muscles spinaux longs, les muscles spinaux intermédiaires et les muscles spinaux courts dont les faisceaux sont d'autant plus courts qu'ils sont profondément situés. Les muscles spinaux longs, les plus superficiels du plan profond, forment l'erector spinae proprement dit qui s'étend pratiquement sur toute la hauteur de la colonne. On y retrouve le muscle sacro-lombaire (iliocostalis) et le muscle long dorsal (longissimus) qui s'unissent au niveau lombo-sacré pour former une masse tendineuse commune indivise à leur insertion inférieure. De longueur intermédiaire, le muscle épi-épineux (spinalis) couvre toute la hauteur de la colonne dorsale. Enfin, les muscles spinaux courts, profonds, étagés et accolés aux structures de l'arc vertébral postérieur comprennent d'abord le muscle transversaire épineux (semi-spinalis) dont les faisceaux forment les courts et longs lamellaires (rotators) et les courts et longs épineux (multifidus) puis les muscles intertransversaires et les muscles interépineux.

Au niveau cervical, les muscles stabilisateurs postérieurs sont, du plan profond au plan superficiel, les petit et grand droits postérieurs, les grand et petit obliques de la tête, la portion cervicale du transversaire épineux, les muscles interépineux, les grand et petit complexus, le transversaire du cou, la partie cervicale du sacro-lombaire et le splénius.

Ces muscles sont sollicités constamment pour maintenir la verticalité. Ils se développent de façon excessive, sont extrêmement puissants et deviennent d'efficaces stabilisateurs du rachis. En contrepartie, ils font l'objet d'une rétraction progressive au cours de la vie dont la réadaptation doit d'ailleurs tenir compte. Assistée par les affaissements de corps vertébraux ostéoporotiques, cette rétraction en arrive à donner à la colonne l'aspect voûté hypercyphotique et hyperlordotique bien connu de l'âge avancé.

En somme, les muscles spinaux forment un réseau de digitations qui vont s'agripper sur l'ensemble des vertèbres et le gril costal pour en contrôler les mouvements dans tous les plans et surtout pour leur donner la capacité de résister à la pulsion gravitaire vers l'avant en tirant ces structures vers l'arrière au prix d'un important tribut compressif sur la colonne.

Le **plan superficiel** comprend les autres muscles du tronc. Il faut mentionner, en particulier, l'angulaire de l'omoplate, les dentelés, les rhomboïdes, le grand dorsal, le trapèze, le carré des lombes, le psoas ainsi que les composantes verticales et obliques des muscles abdominaux qui sont des compresseurs partiels du tronc par action indirecte de leur action primaire. On parlera plus loin du rôle des muscles abdominaux dans la création de la pression intra-abdominale nécessaire à la réalisation de la verticalisation du tronc. La plupart des muscles du plan superficiel ont des insertions sur la colonne et possèdent des fibres obliques dont la composante verticale contribue à la création d'un effet compressif. Nous n'aborderons pas, dans ce travail, le mécanisme similaire qui existe aussi, bien sûr, au niveau thoracique.

Les muscles du tronc ont presque tous une insertion postérieure à l'axe de rotation transversal des vertèbres lombaires qui se situe à la portion supérieure et postérieure de la vertèbre sous- jacente (Bergeron, Fortin et Leclaire, 2008). Cette disposition permet à l'ensemble des muscles du tronc, à l'exception des grands droits et obliques et du psoas (pour le segment lombaire) d'avoir comme résultante un vecteur de force dont l'axe est postérieur au centre de rotation des mouvements de flexion extension des vertèbres. Cette situation donne à la musculature du tronc un pouvoir compressif considérable et à l'extension du tronc une force démesurée expliquant la capacité des humains de contrôler la station debout et diverses positions du tronc dans l'espace tout en manipulant des charges avec les membres supérieurs.

La bipédie constitue ainsi la plus extraordinaire conséquence de la complexification du cerveau des hominidés et donc une merveilleuse invention. Mais quelle catastrophe pour la colonne qui doit en assumer les conséquences que nous analyserons !

L'ensemble de ce complexe disque-plateaux vertébraux, d'une part, et ligaments-muscles, d'autre part, agit comme deux forces en équilibre dynamique l'une par rapport à l'autre, c'est-à-dire l'une par distraction et l'autre par contraction que l'on nomme "système d'équilibre intrinsèque du complexe discal" (figure 4).

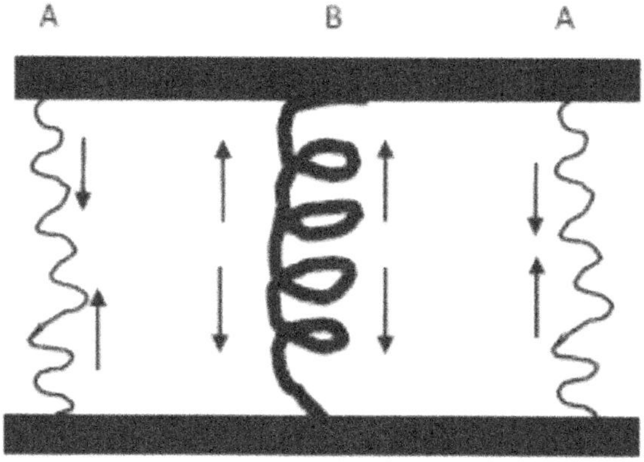

Figure 4 – Système d'équilibre intrinsèque du complexe discal par compression au niveau des ligaments (A) et par distension au niveau du disque (B)
(Source : Latreille, 1978, p. 785)

Ce système en équilibre semble conçu pour le quadrupède où il a fait ses preuves. Dans ce cas, les divers mouvements vertébraux de flexions et rotations sont bien adaptés à la reptation ou à l'ondulation quadrupédique épargnée par les forces compressives. Il en va autrement pour le bipède chez qui les forces massives de la compression nécessaire à l'équilibre fonctionnel abusent de ce mécanisme qui se détracte éventuellement chez la plupart des êtres humains.

2. Analyse descriptive des forces biomécaniques agressant la colonne vertébrale

2.1 Bases biomécaniques

Les articulations discales et diarthrosiques (arthrodie[9] au niveau cervical et dorsal, trochoïde[10] au niveau lombaire) sont l'objet d'un vieillissement et d'une dégénérescence naturels dont le rythme et l'évolution sont gérés par un processus génétique complexe sur lequel nous n'avons que peu de contrôle. Toutefois, il ne fait aucun doute que l'agression mécanique sous forme d'une charge variable, mais presque constante en période d'éveil, sur ces structures entraîne une accélération significative de ce processus dégénératif et, surtout, nous apparaît comme principale responsable de la genèse des douleurs vertébrales dites d'origine mécanique.

Pour décrire les forces en cause et faire la preuve mathématique de l'agression mécanique d'origine posturale contribuant à créer un mécanisme lésionnel puis dégénératif au niveau des structures portantes de la colonne, nous avons fait appel à un article publié dans le *Journal of Bones and Joints Surgery* (Morris, Lucas et Bresner, 1961[11]).

L'article a pour but de démontrer le rôle des cavités thoracique et abdominale agissant en synergie avec la colonne vertébrale pour permettre au tronc de résister aux forces compressives considérables survenant lorsqu'un homme de 77 kg soulève une charge de 90 kg en diverses positions de flexion du tronc. En effet, des calculs mathématiques simples démontrent une nette disproportion entre la force de compression de 940 kg survenant sur la colonne lombaire d'un homme au niveau de L5-S1[12] lorsqu'il soulève une charge de 90 kg, ignorant les autres composantes de soutien, et la capacité de la structure osseuse à résister à cette

[9] Arthrodie : articulation synoviale à surface plane.

[10] Trochoïde : articulation synoviale composée d'un segment de cylindre s'opposant à une fosse permettant la rotation.

[11] Le lecteur sera possiblement surpris de l'ancienneté de ce document, unique en son genre, un des premiers à explorer et à traduire en formules mathématiques les forces complexes agissant sur le mécanisme de stabilisation de la colonne vertébrale et permettant la bipédie. Ce modèle mathématique reste toutefois pertinent et permet de réaliser des calculs de forces axiales en diverses positions du tronc. Les données chiffrées des forces obtenues par nos calculs dans ce chapitre ne correspondent probablement pas exactement aux forces réelles impliquées mais, à notre avis, s'en rapprochent beaucoup et permettent d'avoir une bonne idée des forces relatives réelles s'appliquant sur les structures portantes de la colonne vertébrale humaine.

[12] L5-S1 : niveau du disque intercalé entre la 5e vertèbre lombaire et la 1re vertèbre sacrée.

compression, cette capacité se situant autour de 700 kg (34 kg/cm^2). Les auteurs ont donc postulé qu'il fallait d'autres facteurs de résistance à cette compression, en particulier les pressions intra-cavitaires des cylindres thoracique et abdominal auxquels s'attache intimement la colonne vertébrale (voir la figure 2).

Un protocole expérimental a été établi et réalisé chez dix sujets masculins en bonne santé. On introduisit un cathéter-sonde dans l'œsophage pour la cavité thoracique et un autre dans l'estomac pour la cavité abdominale des sujets soumis à l'expérience en vue d'en déterminer la pression en mm de Hg[13] au cours des diverses phases de mise en charge. L'activité musculaire a de plus été simultanément enregistrée à l'aide d'électrodes intra-musculaires au niveau des muscles du dos (*erector spinae*), les obliques, le grand droit et les intercostaux.

Bien que la colonne fonctionne comme un tout et que le mécanisme de compression survienne globalement de l'occiput au sacrum, l'évidence permet de considérer que la pression intra-cavitaire thoracique supporte la colonne dorsale et que la pression intra-abdominale sert d'appui à la colonne lombaire. C'est au niveau de cette dernière que porteront notre analyse et nos extrapolations biomécaniques et mathématiques en ce qui a trait aux charges appliquées sur la colonne lors des diverses activités de la vie quotidienne des êtres humains.

Lors de la mise en charge du rachis, lorsqu'un homme soulève une charge de 90 kg en différentes positions de flexion du tronc et en tenant compte de paramètres précis, on a observé une pression intra-abdominale maximale moyenne de 148 mm de Hg. Il a de plus été démontré que la composante verticale de la tension des muscles abdominaux (action compressive sur le tronc) est de 26,2 kg lors de cette mise à charge avec 90 kg. Avec ces données en tête, on peut amorcer les calculs permettant de déterminer la force compressive exercée sur la colonne lorsqu'un homme soulève une charge de 90 kg alors qu'il est en position de flexion de 40 degrés. Nous devrons considérer dans un premier temps les forces gravitaires des structures et des charges au-dessus de L5-S1 et, dans un deuxième temps, les forces de résistance à ces forces gravitaires résultant en un équilibre statique obligatoire des forces agissant sur la colonne vertébrale.

---

[13] Hg : symbole chimique du mercure.

Les forces gravitaires sont d'abord le poids du corps que les auteurs ont divisé en deux segments, soit la tête, le cou et les membres supérieurs (P1), puis le tronc au-dessus de L5-S1 (P2). S'y ajoute la charge de 90 kg (F1) tenue par les membres supérieurs. Les forces de résistance antigravitaire sont la pression intra-abdominale (F2) moins la composante verticale des muscles abdominaux (T), la tension de la musculature paravertébrale (F3) et la réaction de support (R) de la colonne au niveau de L5-S1.

F2, F3 et R de même que l'angle de la force R sont des inconnus que l'on peut déduire des données connues (tableaux 1 et 2).

Tableau 1
Description du calcul des forces

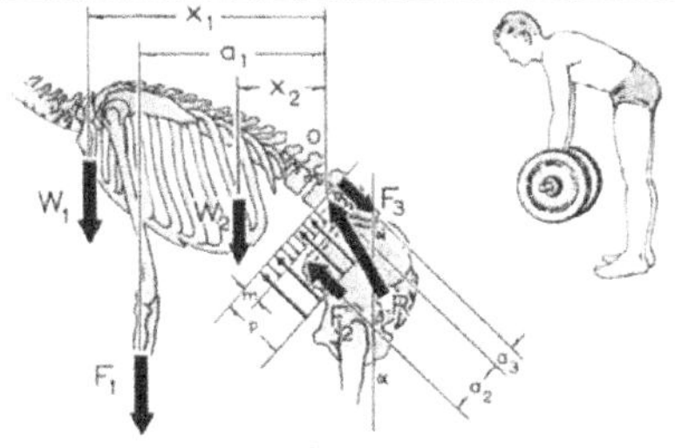

Homme de 77 kg soulevant 90 kg
Journal of Bone and Joint Surgery
Morris, Lucas. Bresler (1961)

DESCRIPTION DU CALCUL DES FORCES

M_1 = Poids soulevé (–)
M_2 = Réaction du bassin
M_3 = Tension des muscles d.-lomb.
M_4 = Poids du corps (–) $(P_1 + P_2)$

$$SM = 0$$
$$M_1 + M_2 + M_3 + M_4 = 0$$
$$-3240 + 893 + 3405 - 1058 = 0$$

(–) $M_1 = F_1 \times D = 90 \text{ kg} \times 36 \text{ cm} =$ .... **3240 kg-cm**

$M_2 = F_2 \times D = 74.4 \text{ kg} \times 12 \text{ cm} =$ .... **893 kg-cm**

F_2 = (Pr en g/cm² x S) – T m. abd.
$Pr = h \times d = 14.8 \text{ cm} \times 13.6 = 201.28 \text{ g/cm}^2$
$(201.28 \times 500) - 26.2 \text{ kg} = 74.4 \text{ kg}$

$M_3 = F_3 \times D = 681 \text{ kg} \times 5 \text{ cm} =$ .... **3405 kg-cm**

$$M_3 = -(M_1 + M_2 + M_4)$$
$$M_3 = F_3 \times 5$$
$$F_3 = \frac{-(M_1 + M_2 + M_4)}{5}$$
$$F_3 = \frac{-(-3240 + 893 - 1058}{5} = \frac{3405}{5} = 681 \text{ kg}$$

(–) $M_4 = (P_1 \times D) + (P_2 \times D)$
$= (14 \text{ kg} \times 46 \text{ cm}) + (23 \text{ kg} \times 18 \text{ cm}) =$ .... **1058 kg-cm**

L'angle du vecteur R et la valeur de R sont inconnus et doivent être calculés (voir tableau 2)

Donc, la somme des moments (SM) = - 3240 + 893 + 3405 - 1058 = 0

L'angle du vecteur R et la valeur de R sont inconnus et doivent être calculés.

Tableau 2
Calcul de R : l'angle de son vecteur et sa valeur

LA SOMME DES FORCES EN ÉQUILIBRE DOIT = 0

VERTICAL

$$P_1 + P_2 + F_1 + F_3 \cos\alpha - F_2 \cos\alpha - R\cos\beta = 0$$

$$R\cos\beta = P_1 + P_2 + F_1 + F_3\cos\alpha - F_2\cos\alpha$$

$= 14 + 23 + 90 + 681 \cos 40° - 74{,}4 \cos 40°$

$= 127 + (681 \times ,7\,660) - (74{,}4 \times ,7\,660)$

$= 127 + 522 - 57$

$$\mathbf{R \cos\beta = 592\ kg}$$

HORIZONTAL

$$F_2 \sin\alpha - F_3 \sin\alpha + R\sin\beta = 0$$

$R \sin\beta = (F_3 - F_2) \sin\alpha$

$= (681 - 74{,}4) \sin 40°$

$= 607 \times ,6\,427$

$$\mathbf{R \sin\beta = 390\ kg}$$

ANGLE DE R ET CHARGE TOTALE

$$\frac{R \sin\beta}{R \cos\beta} = \tan\beta = \frac{390}{592} = \tan ,6\,587 = 33{,}3°$$

$R \sin 33{,}3° = 390$

$$R = \frac{390}{\sin 33{,}3°} - \frac{390}{,5\,495} = \mathbf{710\ kg}$$

Sans la pression intra-abd. (Pr) R = 940 kg
Seuil moyen d'écrasement du corps vertébral = 700 kg

Les lois des forces en équilibre s'appliquent, c'est-à-dire que la somme des forces gravitaires et des forces antigravitaires résistant aux forces gravitaires ainsi que leur moment doivent égaler zéro. Une fois les valeurs de F_2 (74.4 kg) (angle $\alpha = 40°$) puis de F_3 (681 kg) (angle $\alpha = 40°$) trouvées, des calculs trigonométriques permettent de déterminer l'angle (angle β correspond à l'angle du vecteur de force de la résistance R de la colonne lombaire aux forces compressives) et la valeur de R. Ainsi R présente un angle de 33° et fait 710 kg, ce qui est à la limite de la tolérance des vertèbres aux forces compressives qui se situent entre 454 kg et 776 kg pour les personnes en bas de 40 ans (*Ibid.*). Sans la pression intra-abdominale (F_2) fournie par l'action des muscles abdominaux, dans les mêmes circonstances, selon les calculs de Morris, Lucas et Bresner (*Ibid.*), la force de résistance R de la colonne lombaire aux forces compressives doit se situer à 940 kg, une charge qui dépasse nettement sa capacité mécanique et causerait des écrasements vertébraux.

Cette méthode de calcul développée par Morris, Lucas et Bresner peut s'appliquer dans une grande variété de situations posturales. Elle peut être utilisée pour déterminer les forces compressives appliquées sur la colonne lombaire lors de diverses postures et divers poids soulevés. Nous appliquerons donc cette méthode pour établir la valeur des forces compressives auxquelles est soumise la colonne lombaire en diverses circonstances posturales normales dans la vie quotidienne des êtres humains.

2.2 Extrapolation de ces données biomécaniques à diverses postures courantes

Plusieurs paramètres doivent être déterminés avant de pouvoir réaliser ce calcul des charges sur la colonne en diverses postures fonctionnelles. Ces calculs peuvent théoriquement être faits pour la plupart des postures et ports d'objets de diverses charges avec les membres supérieurs au cours de la vie quotidienne de personnes de différents poids. Nous ferons ces calculs pour les postures les plus simples, soit les membres supérieurs en position d'élévation et le tronc en position verticale (1°) puis en flexion de 15°, 45° et 90°, d'abord sans charge puis en demandant au modèle de tenir avec les mains une charge de 3,4 kg, puis de 10 kg (figure 5).

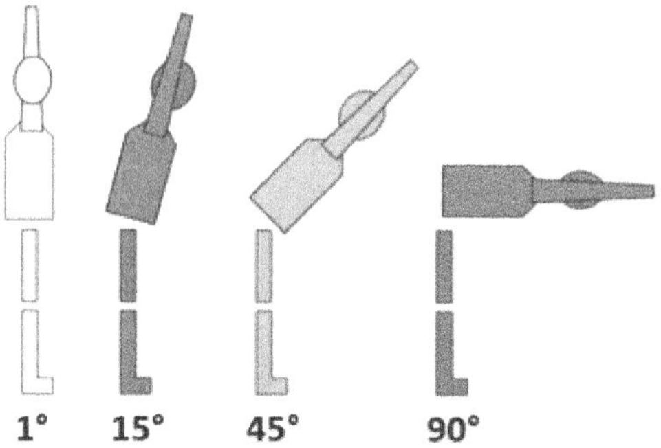

Figure 5 – Les différentes postures du mannequin considérées

Nous allons présenter ces calculs sous forme de tableaux successifs pour démontrer le cheminement mathématique nous permettant de chiffrer les forces de compression survenant sur L5-S1 dans ces circonstances. Pour réaliser cette extrapolation, nous nous sommes servis de trois instruments : d'abord le mannequin de Demster (Williams et Lissner, 1962), un modèle de corps humain fait à l'échelle (1,75 m – 68 kg), indiquant le centre de gravité de chaque segment et surtout la distance entre ces divers centres de gravité (figure 6) ; puis, des éléments de trigonométrie rectiligne et la règle de trois seront omniprésents comme outils de calcul des forces responsables de cet équilibre fascinant relié à la bipédie et défiant de façon réflexe les lois de la gravité au cours des activités de la vie quotidienne de l'être humain.

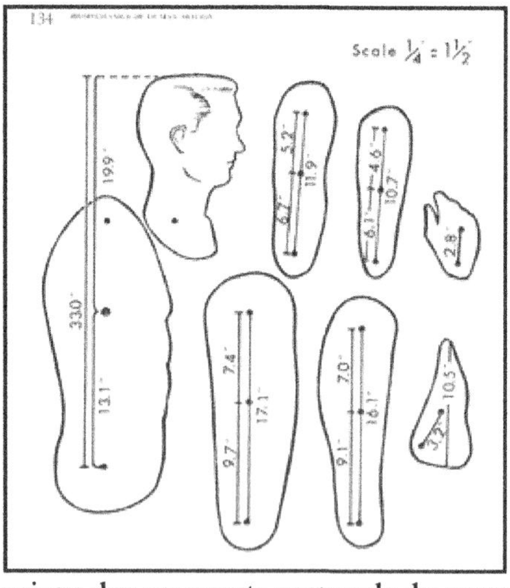

Figure 6 – Dimensions des segments corporels du mannequin de Demster (Source : Williams et Lissner, 1962, p. 134)

Simple en apparence, cet équilibre fait appel à un système intégré de contrôle sensitivo-moteur extrêmement complexe dont seul le cerveau humain possède le secret. Ce n'est qu'une infime partie de ce secret que nous tenterons d'éclaircir par les calculs suivants dont l'objectif principal vise à démontrer l'effet dévastateur de cet équilibre sur les surfaces portantes de la colonne dès lors identifiée comme un organe très fragile.

2.2.1 La somme des moments : base de l'équilibre

Déterminons d'abord la masse totale comprimant la colonne vertébrale d'un homme de 68 kg dont la taille est de 1,75 m, en diverses positions du tronc sans charge puis avec charges tenues avec les mains. Pour ce faire, nous devons connaître les éléments suivants :

a) le poids du corps au-dessus de S_1 et la localisation de son centre de gravité (P) ;

b) la charge tenue avec les mains (F_1) ;

c) la longueur des bras de levier pour diverses positions du tronc : 1°, 15°, 45°, 90° de flexion (D) ;

d) les moments de force créés par ces poids en diverses positions du tronc.

Grâce au mannequin de Demster en position de flexion à 90° et le calcul des résultantes des forces et des moments ($R = \Sigma F$, $RX = \Sigma M$), il est possible de trouver les paramètres poids ($P + F_1$) et distances (D = longueur des bras de levier). P et F_1 sont connus (tableaux 3 et figure 7) ; P = 32,4 kg ; F_1 = 0, 3,4 ou 10 kg.

Tableau 3
Poids des différents segments du corps humain (68 Kg) au-dessus de L5-S1

2 mains	0.8 kg	
2 avant-bras	2.2 kg	
2 bras	3.7 kg	Tiré de Williams et Lissner, 1962, p.15
tête + cou	5.3 kg	et pour le tronc MLB op. cit. p.349
tronc au dessus du disque L5-S1	20.4 kg	
TOTAL	**32.4 kg**	

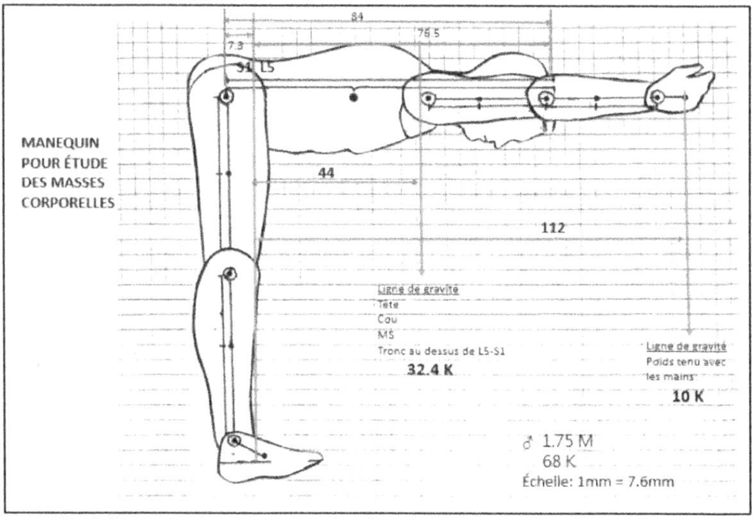

Figure 7 – Mannequin pour étude des masses corporelles

D est aussi connu : 44 cm pour P et 112 cm pour F_1 à 90°. Le tableau 4 révèle les distances (bras de levier) séparant le centre de gravité de P et celui de F_1 du disque L5-S1 dans les positions de 1°, 15°, 45° et 90°. Ces poids et distances créent des moments de force (M).

Tableau 4
Distance des centres de gravité de L5-S1

Distance (D) à 90°

P { *Tête*, *Cou*, *M.S.*, *Tronc* } 44 cm

F_1 = 112 cm

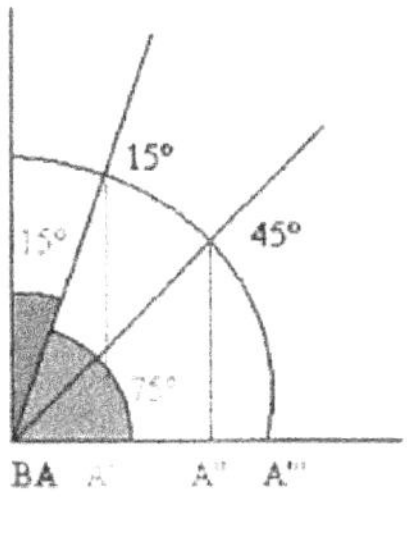

$$\cos\theta = \frac{\text{côté adjacent}}{\text{H}}$$

H x cos θ = côté adjacent

Distance P	H	x	cos θ		=	Côté adjacent	
	90°........... 44	x	cos 0°	(1,0000)	=	44,0 cm	(BA''')
	45°........... 44	x	cos 45°	(0,7071)	=	31,0 cm	(BA'')
	15°........... 44	x	cos 75°	(0,2588)	=	11,3 cm	(BA')
	1°............. 44	x	cos 89°	(0,0174)	=	0,76 cm	(BA)

Distance F_1	H	x	cos θ		=	Côté adjacent	
	90°........... 112	x	cos 0°	(1,0000)	=	112,0 cm	(BA''')
	45°........... 112	x	cos 45°	(0,7071)	=	79,1 cm	(BA'')
	15°........... 112	x	cos 75°	(0,2588)	=	29 cm	(BA')
	1°............. 112	x	cos 89°	(0,0174)	=	1,95 cm	(BA)

Le maintien de l'équilibre exige que la somme (Σ) des moments créés par les forces agissant en avant et en arrière du point d'appui égale 0 ($\Sigma M = 0$). Donc, pour soutenir la position verticale, le bipède, muni d'un système moteur réflexe cérébro-spinal complexe, doit assurer la gestion de cet ensemble de forces permettant d'éviter la chute surtout vers l'avant, posture vers laquelle les forces de la gravité poussent naturellement l'ensemble des autres mammifères qui atterrissent évidemment sur leurs pattes avant utilisées dès lors comme appui.

Cet ensemble de forces comprend particulièrement

a) le moment du poids tenu avec les mains (M_1) ;

b) le moment de la force exercée sur le bassin par la pression intra-abdominale (M_2) ;

c) le moment de la force exercée par les muscles dorsolombaires (M_3) ;

d) le moment exercé par le poids de la partie du tronc au-dessus de S_1 (M_4).

Si la somme des moments doit égaler 0 pour le maintien de l'équilibre, $M_1 + M_2 + M_3 + M_4$ doivent donc égaler 0. Or M_1 (F_1 x D) et M_4 (P x D) sont des valeurs connues (tableaux 5 et 6) et sont d'office par convention des valeurs négatives.

Tableau 5
Calcul de M_1

M_1 = moment résultant de la charge (**F_1**) tenue avec les mains (kg-cm)						
		F_1		**D**		
3.4 K	90°	3.4 kg	x	112,0 cm	=	**381,0 kg-cm**
	45°	3.4 kg	x	79,1 cm	=	**269,0 kg-cm**
	15°	3.4 kg	x	29,0 cm	=	**99,0 kg-cm**
	1°	3.4 kg	x	1,95 cm	=	**6,6 kg-cm**
10 K	90°	10 kg	x	112,0 cm	=	**1120,0 kg-cm**
	45°	10 kg	x	79,1 cm	=	**791,0 kg-cm**
	15°	10 kg	x	29,0 cm	=	**290,0 kg-cm**
	1°	10 kg	x	1,95 cm	=	**19,5 kg-cm**

Tableau 6
Calcul de M_4

M_4 ↣	Moment résultant de la force exercée par le poids du corps (P)					
P ↣	Poids de la tête, du cou, des membres sup. et du tronc au-dessus de L5-S1 : = 32 kg					
M_4	=	P	x	D		
90°		32 kg	x	44,0 cm	=	**1 408 kg-cm**
45°		32 kg	x	31,0 cm	=	**992 kg-cm**
15°		32 kg	x	11,3 cm	=	**362 kg-cm**
1°		32 kg	x	<1	=	**32 kg-cm**

Par contre, les valeurs de M_2 (F_2 x D) et de M_3 (F_3 x D) doivent être calculées à partir des données connues. M_2 correspond à l'appui abdominal permettant une décharge partielle et se définit comme étant le moment de la force exercée sur le bassin par la pression intra-abdominale (Pr). Une fois M_2 connu, M_3 se calculera facilement, permettant finalement l'analyse de la réaction de support (R) de la colonne au niveau du disque L5-S1. R représente donc la charge supportée par la colonne au niveau de L5-S1 lors des différentes manœuvres imposées à notre mannequin en diverses positions (figures 5 et 8).

2.2.2 Calcul de M_2, M_3 et R

Le calcul de M_2 est donc la clé, sur le plan mathématique, permettant de déterminer le niveau de charges appliquées sur la colonne lombaire dans ses diverses positions fonctionnelles. En se servant des données de l'étude réalisée par Morris, Lucas et Bresner en 1961 et décrite aux pages 16 à 21 de ce chapitre, par extrapolation, nous sommes en mesure de trouver F_2 pour chacune des charges (P et F_1) et pour chacune des positions 1°, 15°, 45°, 90° selon les paramètres décrits (tableaux 7 et 8).

Tableau 7
Extrapolation

Calcul distance (D) de L5-S1
Pour chacune des charges à

	90°	45°	15°	1°
P →	44,0 cm	31,0 cm	11,3 cm	0,76 cm
F_1 →	112,0 cm	79,1 cm	29,0 cm	1,95 cm

P = Poids de tête, cou, membres sup., tronc.
F_1 = Charge tenue par les mains

Calcul de M_1

Moment de la force exercée par la charge tenue par les membres sup. sur L5-S1

$M_1 = F_1 \times D$

Calcul de M_2

Moment de la force exercée sur le bassin par la pression intra-abdominale (**Pr**)

$M_2 = F_2 \times 12$ cm

Calcul de F_2
$F_2 = (Pr \times S) - T$
Pr = pression intra-abdominale pour chacune des charges et chacune des positions en gm/cm².
S = 500 cm²
T = tension compressive (kg) des muscles abdominaux pour chacune des charges et chacunes des positions.
Base : 3 240 kg-cm → 148 mm/Hg (Pr)
3 240 kg-cm → 26,2 kg (T)

Calcul de M_3

Moment de la force exercée par les muscles dorsolombaires

$M_3 = F_3 \times 5$ cm

Calcul de M_4

Moment de la force exercée par le poids de la partie du corps au-dessus de L5-S1

$M_4 = P \times D$

Une fois connues le poids du corps (P) et le poids des charges tenues avec les membres sup. (F_1)
Une fois connues les distances pour chacune des positions (cm) 90°, 45°, 15°, 1°
On peut calculer les moments pour chacune des charges et chacune des positions.

Tableau 8
Calcul de F_2 et de M_2

F_2 ↣ Force de la pression intra-abdominale (Pr) sur le bassin ou réaction du bassin à cette force.

M_2 ↣ Moment résultant de cette force.

D ↣ Distance de cette force du disque L5-S1 (12 cm).

Pr ↣ Pression intra-abdominale (en gm/cm²)
Pr (en gm/cm²) = h (cm de Hg) x d (densité = 13,6)

S ↣ Surface transversale du bassin (500 cm²)

T ↣ Tension verticale des muscles abdominaux

$$M_2 = F_2 \times D$$
$$F_2 = (Pr \times S) - T$$

Avec ces données, on peut
- trouver **T** pour chacune des charges et chacune des positions sachant que 3 240 kg-cm de charge produisent une tension verticale de 26,2 kg,

puis
- trouver **F_2** et **M_2** pour chacune des charges et chacune des positions sachant que 3 240 kg-cm de charge font ↑ la pression intra-abdominale (Pr) à 148 mm/Hg.

Ainsi F_2, étant la force exercée sur le bassin par la pression intra-abdominale, correspond à la pression intra-abdominale (Pr) en gm/cm² moins la tension verticale (T) des muscles abdominaux. Selon les données de l'étude de Morris, Lucas et Bresner (1961), nous savons qu'une charge dont le moment de force est de 3240 kg-cm, fait augmenter la Pr à 148 mm/Hg et produit une T de 26,2 kg. À partir de ces données, nous sommes donc en mesure de calculer T, puis F_2 et M_2 grâce à de simples règles de trois (tableaux 9, 10, 11, 12, 13, 14).

Tableau 9
Tension des muscles abdominaux (T) pour calcul de M_2

Avec un poids de 90 kg, créant un moment de 3 240 kg-cm (90 kg x 36 cm), les muscles abdominaux produisent une tension de 26,2 kg.

90° P = 32 kg

32 kg x 44 cm = 1 408 kg-cm

$\frac{1\,408 \times 26{,}2}{3\,240}$ = 11,4 kg .... **11,4 kg**

F_1 = 3.4 kg

3,4 kg x 112 cm = 380 kg-cm

$\frac{380 \times 26{,}2}{3\,240}$ = 26,2 + 11,4 .... **14,5 kg**

F_1 = 10 kg

10 kg x 112 cm = 1 120 kg-cm

$\frac{1\,120 \times 26{,}2}{3\,240}$ = 9 + 11,4 .... **20,4 kg**

45° P = 32 kg

32 kg x 31 cm = 992 kg-cm

$\frac{992 \times 26{,}2}{3\,240}$ = 8 .... **8,0 kg**

F_1 = 3,4 kg

3,4 kg x 79,1 cm = 269 kg-cm

$\frac{269 \times 26{,}2}{3\,240}$ = 2,2 + 8 .... **10,2 kg**

F_1 = 10 kg

10 kg x 79,1 cm = 791 kg-cm

$\frac{791 \times 26{,}2}{3\,240}$ = 6,1 + 8 .... **14.1 kg**

Tableau 10
Tension des muscles abdominaux (T) pour calcul de M_2 (suite)

15° P = 32 kg

32 kg x 11,3 cm = 361,6 kg-cm

$\frac{361{,}6 \times 26{,}2}{3\,240}$ = 2,92 .... **2,92 kg**

F_1 = 3.4 kg

3,4 kg x 29 cm = 98,6 kg-cm

$\frac{98{,}6 \times 26{,}2}{3\,240}$ = ,80 + 2,92 .... **3,72 kg**

F_1 = 10 kg

10 kg x 29 cm = 290 kg-cm

$\frac{290 \times 26{,}2}{3\,240}$ = 2,3 + 2,92 .... **5,22 kg**

1° P = 32 kg

32 kg x ,76 cm = 24.32 kg-cm

$\frac{24{,}32 \times 26{,}2}{3\,240}$ = 0,19 .... **0,19 kg**

F_1 = 3.4 kg

3,4 kg x 1,95 cm = 6,63 kg-cm

$\frac{6{,}63 \times 26{,}2}{3\,240}$ = 0,05 + 0,19 .... **0,24 kg**

F_1 = 10 kg

10 kg x 1,95 cm = 19,5 kg-cm

$\frac{19{,}5 \times 26.2}{3\,240}$ = 0,16 + 0,19 .... **0,35 kg**

Donc, à 1°, on reste sous la barre de 1 kg correspondant au tonus musculaire de base.

Tableau 11
Calcul de M_2 (avec P)

90° 32 kg x 44 cm = 1 408 kg-cm

$\frac{1\,408 \times 148}{3\,240} = 64$ mm/Hg

6,4 cm/Hg x 13,6 = 87 gm/cm^2

(87 gm/cm^2 x 500 cm^2) – 11,4 kg = 32,1 kg x 12 cm = **385 kg-cm**

45° 32 kg x 31 cm = 992 kg-cm

$\frac{992 \times 148}{3\,240} = 45$ mm/Hg

4,5 cm/Hg x 13,6 = 61.2 gm/cm^2

(61,2 gm/cm^2 x 500 cm^2) – 8 kg = 22,6 kg x 12 cm = **271 kg-cm**

15° 32 kg x 11,3 cm = 362 kg-cm

$\frac{362 \times 148}{3\,240} = 16,5$ mm/Hg

1,65 cm/Hg x 13,6 = 22,4 gm/cm^2

(22,4 gm/cm^2 x 500 cm^2) – 2,92 kg = 8,3 kg x 12 cm = **99,6 kg-cm**

1° 32 kg x 0,76 cm = 24,32 kg-cm

$\frac{24,32 \times 148}{3\,240} = 1.11$ mm/Hg (< 6 mmHg)

Sous la pression de base de 6 mm/Hg. En effet, on a calculé que le tonus musculaire de base induisant une pression intra-abdominale de 6 mm/Hg produit une tension de 1 kg (MLB p. 340).

0,6 cm/Hg x 13.6 = 8,16 gm/cm^2

(8,16 gm/cm^2 x 500 cm^2) – 1 kg = 3,08 kg x 12 cm = **37 kg-cm**

Tableau 12
Calcul de M_2 (avec 3,4 kg)

90° 3,4 kg x 112 cm = 381 kg-cm

$\frac{381 \times 148}{3\,240} = 17,4$ mm/Hg + 64 mm/Hg pour P = 81,4 mm/Hg

8,14 cm/Hg x 13,6 = 110,7 gm/cm^2

(110,7 gm/cm^2 x 500 cm^2) – 14,5 kg = 40,85 kg x 12 cm = **490,2 kg-cm**

45° 3,4 kg x 79 cm = 268 kg-cm

$\frac{268 \times 148}{3\,240} = 12,2$ mm/Hg + 45 mm/Hg pour P = 57,2 mm/Hg

5,72 cm/Hg x 13,6 = 77,79 gm/cm^2

(77,79 gm/cm^2 x 500 cm^2) – 10,2 = 28,69 kg x 12 cm = **344 kg-cm**

15° 3,4 kg x 29 cm = 99 kg-cm

$\frac{99 \times 148}{3\,240} = 4,5$ mm/Hg + 16,5 mm/Hg pour P = 21 mm/Hg

2,1 cm/Hg x 13,6 = 28,56 gm/cm^2

(28.56 gm/cm^2 x 500 cm^2) – 3,72 = 10,56 kg x 12 cm = **180 kg-cm**

1° 3,4 kg x 1,95 cm = 6,6 kg-cm

$\frac{6,6 \times 148}{3\,240} = 0,30$ mm/Hg + 1,11 mm/Hg pour P = 1,41 mm/Hg

Sous la pression de base de 6 mm/Hg

0,6 cm/Hg x 13,6 = 8,16 gm/cm^2

(8,16 gm/cm^2x 500 cm^2) –1 = 3,08 kg x 12 cm = **37 kg-cm**

Tableau 13
Calcul de M_2 (avec 10 kg)

90°
10 kg x 112 cm = 1 120 K-cm
$\frac{1\,120 \times 148}{3\,240}$ = 51,16 mm/Hg + 64 mm/Hg pour P = 115,16 mm/Hg
11,5 cm/Hg x 13,6 = 151,6 gm/cm²
(151,6 gm/cm x 500 cm²) – 20,4 kg = 55,4 kg x 12 cm = **664 kg-cm**

45°
10 kg x 79 cm = 790 kg-cm
$\frac{790 \times 148}{3\,240}$ = 36,1 mm/Hg + 45 mm/Hg pour P = 81,1 mm/Hg
8,11 cmHg x 13,6 = 110,29 gm/cm²
(110,29 gm/cm² x 500 cm²) – 14,1 kg = 41 kg x 12 cm = **492 kg-cm**

15°
10 kg x 29 cm = 290 kg-cm
$\frac{290 \times 148}{3\,240}$ = 13,24 mm/Hg + 16.5 mm/Hg pour P = 29,74 mm/Hg
2,97 cm/Hg x 13,6 = 40,39 gm/cm²
(40,39 gm/cm² x 500 cm²) – 5,22 kg = 15 kg x 12 cm = **180 kg-cm**

1°
10 kg x 1,95 cm = 19,5 kg-cm
$\frac{19,5 \times 148}{3\,240} = 0,89 \frac{mm}{Hg}$ + 1,11 mm/Hg pour P = 2 mm/Hg

Sous la pression de base de 6 mm/Hg

0,6 cm/Hg x 13,6 = 8,16 gm/cm²
(8,16 gm/cm² x 500 cm²) – 1 = 3,08 kg x 12 cm = **37 kg-cm**

Il devient alors relativement facile de calculer F_3 et M_3 (tableau 14).

Tableau 14
Calcul de M_3

F_3 = Force exercée par les muscles dorsolombaires
M_3 = Moment de cette force

SM = 0 (Somme des moments = 0)
$$M_1 + M_2 + M_3 + M_4 = 0$$

$$M_3 = F_3 \times D$$
$$M_3 = F_3 \times 5\ cm$$

$$M_1 + M_2 + (F_3 \times 5) + M_4 = 0$$
$$F_3 \times 5 = -(M_1 + M_2 + M_4)$$

$$F_3 = \frac{-(M_1 + M_2 + M_4)}{5}$$

$$M_3 = -(M_1 + M_2 + M_4)$$

Nous connaissons maintenant la valeur de M_1, M_2, M_3 et M_4 pour chacune des positions (1°, 15°, 45° et 90°) et chacune des charges (sans charge, 3,4 kg et 10 kg), le tout résumé au tableau 15.

Tableau 15
Résumé de forces (kg) et des moments (kg-cm) pour chacune des charges et chacune des positions

	1°	15°	45°	90°		1°	15°	45°	90°		1°	15°	45°	90°		1°	15°	45°	90°
Sans charge																			
F_1	0	0	0	0	F_2	3,08	8,3	22,6	32,1	F_3	0	52,48	144,2	204,6	F_4	32	32	32	32
M_1	0	0	0	0	M_2	37	99,6	271	385						M_4	32	362	992	1 408
3.4 kg																			
F_1	3,4	3,4	3,4	3,4	F_2	3,08	10,56	28,69	40,85	F_3	0,32	66,8	183,4	259,8					
M_1	6,6	99	269	381	M_2	37	127	344	490.2										
10 kg																			
F_1	10	10	10	10	F_2	3.08	15	41	55,4	F_3	2,9	94,4	258,2	372,8					
M_1	19,5	290	791	1 120	M_2	37	180	492	664										

Ayant ces données en main, on peut maintenant déterminer l'angle et la valeur de R pour chacune des positions et chacune des charges selon la méthode mathématique développée par Morris, Lucas et Bresner (1961), R comme on le sait étant défini comme étant la réaction de la colonne (assistée de M_2) aux forces compressives gravitaires (M_1 et M_4). Pour trouver l'angle de R (angle β) on devra déterminer les composantes verticales et horizontales des forces agissant au niveau du point d'appui L5-S1, la somme de ces forces et de ces composantes devant égaler 0.Une fois l'angle de R connu pour chacune des positions, sa valeur pourra être déduite tel que le démontrent les tableaux 16 à 27.

Tableau 16
Calcul de R (sans charge : $\alpha = 1°$; ♂ = 68 kg, 1,75 m)

ΣF = 0

Vertical

$$P + F_3 \cos 1° - F_2 \cos 1° - R \cos\beta = 0$$
$$P = 32 \text{ kg } (M_4 \rightarrow -)$$
$$F_3 = \frac{-(M_2 - M_4)}{5} = \frac{-(37-32)}{5} = \frac{-37+32}{5} = -1\ (0)$$
$$F_3 = 0$$
$$F_2 = 3{,}08$$
$$32 + 0 - 3{,}08 \cos 1° = R \cos\beta$$
$$32 - (3{,}08 \times 0{,}9998) = R \cos\beta$$
$$32 - 3{,}07 = R \cos\beta$$
$$\mathbf{R \cos\beta = 28.9\ K}$$

Horizontal

$$F_2 \sin 1° - F_3 \sin 1° + R \sin\beta = 0$$
$$R \sin\beta = (F_3 - F_2) \sin 1° = (0 - 3{,}08) \times 0{,}0174 = -0{,}0535$$
$$\frac{R \sin\beta}{R \cos\beta} = \tan\beta = -\frac{0{,}0535}{28{,}9} = -0{,}0018 = -0{,}1°$$
$$R - \sin 0{,}1° = -0{,}0535$$

$$\mathbf{R} = \frac{-0{,}0535}{-\sin 0{,}1°} = \frac{-0{,}0535}{-0{,}0017} = \quad \mathbf{32\ kg}$$

Charge sur le disque L3-L4
en position couchée : 30 kg
en position debout : 70 kg (Nachemson, 1975, p. 129)
Ainsi, en ajoutant la charge de 32 kg selon le calcul ci-haut au poids de 30 kg déjà présent en position couchée, on obtient 62 kg, un poids se rapprochant du 70 kg en position debout rapporté par Nachemson.

Tableau 17
Calcul de R (sans charge : $\alpha = 15°$; ♂ = 68 kg, 1,75 m)

ΣF = 0

Vertical

$$P + F_3 \cos 15° - F_2 \cos 15° - R \cos\beta = 0$$
$$F_3 = \frac{-(M_? - M_4)}{5} = \frac{-(99{,}6 - 362)}{5} = 52{,}48$$
$$F_2 = 8{,}3$$
$$32 + 52{,}48 \cos 15° - 8{,}3 \cos 15° = R \cos\beta$$
$$32 + (52{,}48 \times 0{,}9659) - (8{,}3 \times 0{,}9659) = R\cos\beta$$
$$32 + 50{,}7 - 8 = R \cos\beta$$
$$\mathbf{R \cos\beta = 74{,}7\ kg}$$

Horizontal

$$F_2 \sin 15° - F_3 \sin 15° + R \sin\beta = 0$$
$$R \sin\beta = (F_3 - F_2) \sin 15° = (52{,}48 - 8{,}3) \sin 15° = 44{,}18 \times 0{,}2588 = 11{,}43$$
$$\frac{R \sin\beta}{R \cos\beta} = \tan\beta = \frac{11{,}43}{74{,}7} = 0{,}1530 = 8°$$
$$R \sin 8° = 11{,}43$$
$$\mathbf{R} = \frac{11{,}43}{\sin 8°} = \frac{11{,}43}{0{,}1391} = \quad \mathbf{82\ \mathit{kg}}$$

Tableau 18
Calcul de R (sans charge : α = 45° ; ♂ = 68 kg, 1,75 m)

$\Sigma F = 0$

Vertical

$P + F_3 \cos 45° - F_2 \cos 45° - R \cos\beta = 0$

$F_3 = \frac{-(M_i + M_4)}{5} = \frac{-(271 - 992)}{5} = 144{,}2$

$F_2 = 22{,}6$

$32 + 144{,}2 \cos 45° - 22{,}6 \cos 15° = R \cos\beta$

$32 + (144{,}2 \times 0{,}7071) - (26{,}2 \times 0{,}7071) = R\cos\beta$

$32 + 101{,}96 - 15{,}98 = R \cos\beta$

$\mathbf{R \cos\beta = 117{,}98\ kg}$

Horizontal

$F_2 \sin\alpha 45° - F_3 \sin 45° + R \sin\beta = 0$

$R \sin\beta = (F_3 - F_2) \sin 45° = (144{,}2 - 22{,}6) \sin 45° = 121{,}6 \times 0{,}7071 = 85{,}98$

$\frac{R \sin\beta}{R \cos\beta} = \tan\beta = \frac{85{,}98}{117{,}98} = 0{,}7287 = 36°$

$R \sin 36° = 85{,}98$

$$\mathbf{R} = \frac{85{,}98}{\sin 36°} = \frac{85{,}98}{0{,}5877} = \mathbf{146\ kg}$$

Tableau 19
Calcul de R (sans charge : α = 90° ; ♂ = 68 kg, 1,75 m)

$\Sigma F = 0$

Vertical

$P + F_3 \cos 90° - F_2 \cos 90° - R \cos\beta = 0$

$F_3 = \frac{-(M_i + M_4)}{5} = \frac{-(385 - 1408)}{5} = 204{,}6$

$F_2 = 32{,}1$

$32 + 204{,}6 \cos 90° - 32{,}1 \cos 90° = R \cos\beta$

$32 + 0 - 0 = R\cos\beta$

$\mathbf{R \cos\beta = 32\ kg}$

Horizontal

$F_2 \sin 90° - F_3 \sin 90° + R \sin\beta = 0$

$R \sin\beta = (F_3 - F_2) \sin 90° = (204{,}6 - 32{,}1) \sin 90° = 172{,}5 \times 1 = 172{,}5$

$\frac{R \sin\beta}{R \cos\beta} = \tan\beta = \frac{172{,}5}{32} = 5{,}39 = 79{,}5°$

$R \sin 79{,}5° = 172{,}5$

$$\mathbf{R} = \frac{172{,}5}{\sin 79{,}5°} = \frac{172{,}5}{0{,}9832} = \mathbf{175\ kg}$$

Tableau 20

Calcul de R (avec charge de 3,4 kg : α = 1° ; ♂ = 68 kg, 1,75 m)

$\Sigma F = 0$

Vertical

$$P + F_1 + F_3 \cos 1° - F_2 \operatorname{Cos} 1° - R \cos\beta = 0$$
$$P = 32 \text{ kg } (M_4 \rightarrow -) \qquad F_1 = 3{,}4 \text{ kg } (M_1 \rightarrow -)$$
$$F_3 = \frac{-(M_1 + M_2 - M_4)}{5} = \frac{-(-6{,}6 + 37 - 32)}{5} = \frac{1{,}6}{5} = 0{,}32$$
$$F_2 = 3{,}08$$
$$32 + 3{,}4 + 0{,}32 \cos 1° - 3{,}08 \cos 1° = R \cos\beta$$
$$35{,}4 + (0{,}32 \times 0{,}9998) - (3{,}08 \times 0{,}9998) = R \cos\beta$$
$$35{,}4 + 0{,}32 - 3{,}08 = R \cos\beta$$
$$\mathbf{R \cos\beta = 32{,}64 \text{ kg}}$$

Horizontal

$$F_2 \sin 1° - F_3 \sin 1° + R \sin\beta = 0$$
$$R \sin\beta = (F_3 - F_2) \sin 1° = (0{,}32 - 3{,}08) \times 0{,}0174 = -0{,}0480$$
$$\frac{R \sin\beta}{R \cos\beta} = \tan\beta = -\frac{0{,}0480}{32{,}64} = -0{,}0014 = -0{,}08°$$
$$R - \sin{,}08° = -0{,}0480$$

$$\mathbf{R} = \frac{-0{,}0480}{-\sin 0{,}08°} = \frac{-0{,}0480}{-0{,}0014} = \qquad \mathbf{34 \text{ kg}}$$

Tableau 21

Calcul de R (avec charge de 3,4 kg : α = 15° ; ♂ = 68 kg, 1,75 m)

$\Sigma F = 0$

Vertical

$$P + F_1 + F_3 \cos 15° - F_2 \operatorname{Cos} 15° - R \cos\beta = 0$$
$$P = 32 \text{ kg } (M_4 \rightarrow -) \qquad F_1 = 3{,}4 \text{ kg } (M_1 \rightarrow -)$$
$$F_3 = \frac{-(M_1 + M_2 - M_4)}{5} = \frac{-(-99 + 127 - 362)}{5} = \frac{334}{5} = 66{,}8$$
$$F_2 = 10{,}56$$
$$32 + 3{,}4 + 66{,}8 \cos 15° - 10{,}56 \cos 15° = R \cos\beta$$
$$35{,}4 + (66{,}8 \times 0{,}9998) - (10{,}56 \times 0{,}9998) = R \cos\beta$$
$$35{,}4 + 64{,}5 - 10{,}2 = R \cos\beta$$
$$\mathbf{R \cos\beta = 89{,}7 \text{ kg}}$$

Horizontal

$$F_2 \sin 15° - F_3 \sin 15° + R \sin\beta = 0$$
$$R \sin\beta = (F_3 - F_2) \sin 15° = (66{,}8 - 10{,}56) \times 0{,}2588 = 14{,}55$$
$$\frac{R \sin\beta}{R \cos\beta} = \tan\beta = -\frac{14{,}55}{89{,}7} = -0{,}1622 = 9{,}2°$$
$$R \sin 9{,}2° = 14{,}55$$

$$\mathbf{R} = \frac{14{,}55}{\sin 9{,}2°} = \frac{14{,}55}{0{,}1593} = \qquad \mathbf{91 \text{ kg}}$$

Tableau 22
Calcul de R (avec charge de 3,4 kg : α = 45° ; ♂ = 68 kg, 1,75 m)

$\Sigma F = 0$

Vertical

$P + F_1 + F_3 \cos 45° - F_2 \operatorname{Cos} 45° - R \cos\beta = 0$

$P = 32$ kg $(M_4 \rightarrow -)$ $\quad F_1 = 3{,}4$ kg $(M_1 \rightarrow -)$

$$F_3 = \frac{-(M_1 + M_2 + M_4)}{5} = \frac{-(-269 + 344 - 992)}{5} = \frac{917}{5} = 183{,}4$$

$F_2 = 28{,}69$

$32 + 3{,}4 + 183{,}4 \cos 45° - 28{,}69 \cos 45° = R \cos\beta$

$35{,}4 + (183{,}4 \times 0{,}7071) - (28{,}69 \times 0{,}7071) = R \cos\beta$

$35{,}4 + 129{,}6 - 20{,}3 = R \cos\beta$

$\mathbf{R \cos\beta = 144{,}7\ kg}$

Horizontal

$F_2 \sin 45° - F_3 \sin 45° + R \sin\beta = 0$

$R \sin\beta = (F_3 - F_2) \sin 45° = (183{,}4 - 28{,}69) \times 0{,}7071 = 109{,}4$

$$\frac{R \sin\beta}{R \cos\beta} = \tan\beta = -\frac{109{,}4}{144{,}7} = -0{,}7560 = 37°$$

$R \sin 37° = 109{,}4$

$$\mathbf{R} = \frac{109{,}4}{\sin 37°} = \frac{109{,}4}{0{,}6018} = \mathbf{181\ kg}$$

Tableau 23
Calcul de R (avec charge de 3,4 kg : α = 90° ; ♂ = 68 kg, 1,75 m)

$\Sigma F = 0$

Vertical

$P + F_1 + F_3 \cos 90° - F_2 \operatorname{Cos} 90° - R \cos\beta = 0$

$P = 32$ kg $(M_4 \rightarrow -)$ $\quad F_1 = 3{,}4$ kg $(M_1 \rightarrow -)$

$$F_3 = \frac{-(M_1 + M_2 + M_4)}{5} = \frac{-(-381 + 490 - 1408)}{5} = \frac{1299}{5} = 259{,}8$$

$F_2 = 40{,}85$

$32 + 3{,}4 + 259{,}8 \cos 90° - 40{,}85 \cos 90° = R \cos\beta$

$35{,}4 + (259{,}8 \times 0) - (40{,}85 \times 0) = R \cos\beta$

$35{,}4 + 0 - 0 = R \cos\beta$

$\mathbf{R \cos\beta = 35{,}4\ kg}$

Horizontal

$F_2 \sin 90° - F_3 \sin 90° + R \sin\beta = 0$

$R \sin\beta = (F_3 - F_2) \sin 90° = (259{,}8 - 40{,}85) \times 1 = 218{,}95$

$$\frac{R \sin\beta}{R \cos\beta} = \tan\beta = -\frac{218{,}95}{35{,}4} = 6{,}18 = 81°$$

$R \sin 81° = 218{,}95$

$$\mathbf{R} = \frac{218{,}95}{\sin 81°} = \frac{218{,}95}{0{,}9872} = \mathbf{181\ kg}$$

Tableau 24
Calcul de R (avec charge de 10 kg : α = 1° ; ♂ = 68 kg, 1,75 m)

ΣF = 0

Vertical

$$P + F_1 + F_3 \cos 1^\circ - F_2 \operatorname{Cos} 1^\circ - R \cos\beta = 0$$

$$P = 32 \text{ kg } (M_4 \rightarrow -) \qquad F_1 = 10 \text{ kg } (M_1 \rightarrow -)$$

$$F_3 = \frac{-(M_1 - M_2 - M_4)}{5} = \frac{-(-19{,}5 + 37 - 32)}{5} = \frac{14{,}6}{5} = 2{,}9$$

$$F_2 = 3{,}08$$

$$32 + 10 + 2{,}9 \cos 1^\circ - 3{,}08 \cos 1^\circ = R \cos\beta$$

$$42 + (2{,}9 \times 0{,}9998) - (3{,}08 \times 0{,}9998) = R \cos\beta$$

$$42 + 2{,}9 - 3{,}08 = R \cos\beta$$

$$\mathbf{R \cos\beta = 41{,}82 \text{ kg}}$$

Horizontal

$$F_2 \sin 1^\circ - F_3 \sin 1^\circ + R \sin\beta = 0$$

$$R \sin\beta = (F_3 - F_2) \sin 1^\circ = (2{,}9 - 3{,}08) \times 0{,}0174 = -0{,}0031$$

$$\frac{R \sin\beta}{R \cos\beta} = \tan\beta = \frac{-0{,}0031}{41{,}82} = -0{,}000074 = -0{,}01^\circ$$

$$R - \sin 0{,}01^\circ = -0{,}0031$$

$$\mathbf{R = \frac{-0{,}0031}{-\sin 0^\circ} = \frac{-0{,}0031}{-0{,}000074} = 42 \text{ kg}}$$

Tableau 25
Calcul de R (avec charge de 10 kg : α = 15° ; ♂ = 68 kg, 1,75 m)

ΣF = 0

Vertical

$$P + F_1 + F_3 \cos 15^\circ - F_2 \operatorname{Cos} 15^\circ - R \cos\beta = 0$$

$$P = 32 \text{ kg } (M_4 \rightarrow -) \qquad F_1 = 10 \text{ kg } (M_1 \rightarrow -)$$

$$F_3 = \frac{-(M_1 - M_2 - M_4)}{5} = \frac{-(-290 + 180 - 362)}{5} = \frac{472}{5} = 94{,}4$$

$$F_2 = 15$$

$$32 + 10 + 94{,}4 \cos 15^\circ - 15 \cos 15^\circ = R \cos\beta$$

$$42 + (94{,}4 \times 0{,}9649) - (15 \times 0{,}9659) = R \cos\beta$$

$$42 + 91{,}2 - 14{,}5 = R \cos\beta$$

$$\mathbf{R \cos\beta = 118{,}7 \text{ kg}}$$

Horizontal

$$F_2 \sin 15^\circ - F_3 \sin 15^\circ + R \sin\beta = 0$$

$$R \sin\beta = (F_3 - F_2) \sin 15^\circ = (94{,}4 - 15) \times 0{,}2588 = 20{,}55$$

$$\frac{R \sin\beta}{R \cos\beta} = \tan\beta = \frac{20{,}55}{118{,}7} = 0{,}1731 = 9{,}8^\circ$$

$$R \sin 9{,}8^\circ = 20{,}55$$

$$\mathbf{R = \frac{20{,}55}{\sin 9{,}8^\circ} = \frac{20{,}55}{0{,}1707} = 91 \text{ kg}}$$

Tableau 26
Calcul de R (avec charge de 10 kg : α = 45° ; ♂ = 68 kg, 1,75 m)

ΣF = 0

Vertical

$P + F_1 + F_3 \cos 45° - F_2 \cos 45° - R \cos\beta = 0$

$P = 32$ kg $(M_4 \rightarrow -)$ $F_1 = 10$ kg $(M_1 \rightarrow -)$

$$F_3 = \frac{-(M_1 + M_2 + M_4)}{5} = \frac{-(-791 + 492 - 992)}{5} = \frac{1291}{5} = 258{,}2$$

$F_2 = 41$

$32 + 10 + 258{,}2 \cos 45° - 41 \cos 45° = R \cos\beta$

$42 + (258.2 \times 0{,}7071) - (41 \times 0{,}7071) = R \cos\beta$

$35{,}4 + 182{,}5 - 29 = R \cos\beta$

$R \cos\beta = 195{,}5$ kg

Horizontal

$F_2 \sin 45° - F_3 \sin 45° + R \sin\beta = 0$

$R \sin\beta = (F_3 - F_2) \sin 45° = (258{,}2 - 41) \times 0{,}7071 = 153{,}58$

$$\frac{R \sin\beta}{R \cos\beta} = \tan\beta = -\frac{153{,}58}{195{,}5} = -0{,}7856 = 38{,}2°$$

$R \sin 38{,}2° = 153{,}58$

$$R = \frac{153{,}58}{\sin 38{,}2°} = \frac{153{,}58}{0{,}6179} = \quad \textbf{248 kg}$$

Tableau 27
Calcul de R (avec charge de 10 kg : α = 90° ; ♂ = 68 kg, 1,75 m)

ΣF = 0

Vertical

$P + F_1 + F_3 \cos 90° - F_2 \cos 90° - R \cos\beta = 0$

$P = 32$ kg $(M_4 \rightarrow -)$ $F_1 = 10$ kg $(M_1 \rightarrow -)$

$$F_3 = \frac{-(M_1 + M_2 + M_4)}{5} = \frac{-(-1120 + 664 - 1408)}{5} = \frac{1864}{5} = 372{,}8$$

$F_2 = 55{,}4$

$32 + 10 + 372{,}8 \cos 90° - 55{,}4 \cos 90° = R \cos\beta$

$42 + (372{,}8 \times 0) - (55{,}4 \times 0) = R \cos\beta$

$42 + 0 - 0 = R \cos\beta$

$R \cos\beta = 42$ kg

Horizontal

$F_2 \sin 90° - F_3 \sin 90° + R \sin\beta = 0$

$R \sin\beta = (F_3 - F_2) \sin 90° = (372{,}8 - 55{,}4) \times 1 = 317{,}4$

$$\frac{R \sin\beta}{R \cos\beta} = \tan\beta = -\frac{317{,}4}{42} = 7{,}56 = 82{,}5°$$

$R \sin 82.5° = 317{,}4$

$$R = \frac{317{,}4}{\sin 82{,}5°} = \frac{317{,}4}{0{,}9914} = \quad \textbf{320 kg}$$

R étant la réaction de la colonne vertébrale au niveau de L5-S1 aux charges compressives, sa valeur en kilogrammes correspond au poids compressif net qu'elle doit supporter. Cette charge reflète donc la compression de force R appliquée sur la colonne lombaire au niveau de L5-S1, comme illustré dans le graphique (figure 8), pour les poids et postures étudiés. À ce niveau, à cause d'une inclinaison de 30° du disque intervertébral, une partie de cette force compressive est dissipée en force de cisaillement, mais ceci ne change pas l'importance de l'agression mécanique sur les structures portantes et nous n'en tenons pas compte dans nos calculs.

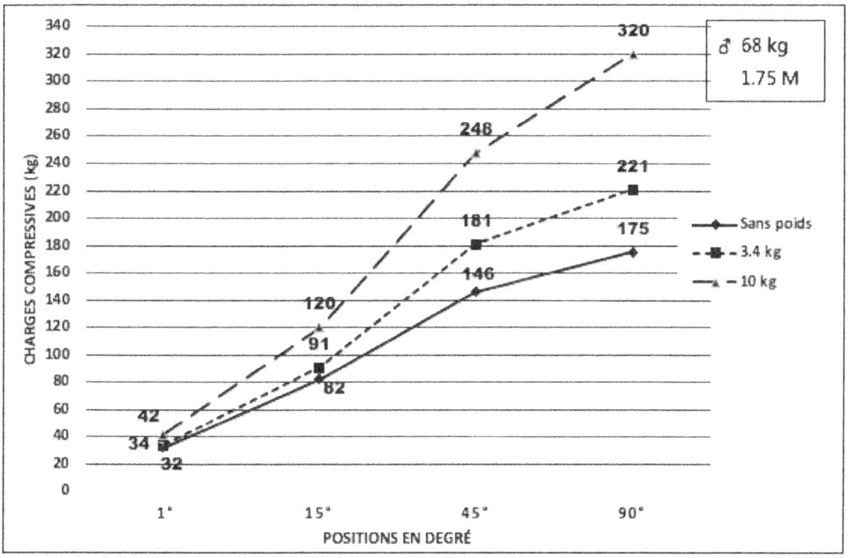

Figure 8 – Forces de compression sur L5-S1 en diverses positions

Enfin, il est important de noter que ces charges compressives sur la colonne déterminées par nos calculs s'appliquent pour un homme dont la taille est de 1,75 m et le poids de 68 kg. Toute augmentation de poids et de taille produit un accroissement proportionnel de la charge compressive.

2.3 Charges axiales sur les disques

Le tableau précédent expose les forces de compression totales appliquées sur les surfaces portantes du niveau L5-S1 en diverses positions du tronc. Dans la vie quotidienne d'une personne, la charge axiale appliquée sur la colonne lombaire va varier considérablement selon les activités et les postures. Les chiffres que nous avançons n'équivalent donc pas à des charges appliquées de façon permanente sur la colonne, mais sont sujets à des changements continuels. Ainsi, en flexion du tronc, presque toute la charge se déplace sur le disque. Mais en extension, une partie de cette charge bascule vers les articulations zygapophysaires[14]. Dans le contexte où toute la charge tombe sur le disque lombaire, nous pouvons calculer le poids par cm^2 appliqué sur la surface discale. Nachemson (1964) a mesuré la surface de 19 disques lombaires (niveau L3-L4). Si on fait la moyenne de la surface des 19 disques, on obtient 15.6 cm^2. Les calculs précédents dont les résultats sont résumés à la figure 8, montrent donc que les charges axiales appliquées sur la colonne lombaire durant les activités de la vie quotidienne varient grosso modo de 100 à 300 kg auxquels il faut ajouter 30 kg déjà présents sur le disque en position couchée (Nachemson, 1975). Nous pouvons donc conclure que les disques, si on exclut la part de la charge absorbée par les articulations postérieures, doivent supporter entre 8 et 21 kg/cm^2, dépendamment des circonstances posturales, mais de façon continue au cours d'une journée normale d'activité.

2.4 Rôle des articulations postérieures (zygapophysaires)

La disposition des articulations postérieures lombaires est particulière en ce sens que l'espace interarticulaire est placé dans un sens vertical et, anatomiquement, seule leur orientation peut varier d'un individu à l'autre sur le plan sagittal, étant plus transverse pour les uns ou plus parallèle (dans un sens antéro-postérieur) pour les autres. Ceci a permis à certains auteurs d'affirmer que les articulations zygapophysaires ne peuvent pas supporter de charges appliquées verticalement et que leurs surfaces articulaires font tout simplement se déplacer parallèlement l'une par rapport à l'autre. Mais une telle affirmation ne tient pas compte de nombreux facteurs dont une inévitable approximation lors de la contraction des muscles spinaux stabilisateurs pour permettre l'adoption de diverses postures du tronc et dont le vecteur est perpendiculaire à la surface des facettes. Lorenz, Patwardhan et Vanderby (1983) nomment pression (*facet pressure*) cette approximation. De plus, la charge supportée par les articulations postérieures va varier dépendamment de l'ampleur de la

[14] Zygapophysaire : Du grec ancien zygon signifiant "joug" et du mot "apophyse", synonyme de l'articulation intervertébrale postérieure. Chaque vertèbre possède quatre facettes articulaires postérieures qui s'ajustent avec les facettes des vertèbres sus et sous-jacentes.

lordose[15], de la forme et de l'inclinaison des surfaces articulaires, de la posture du tronc sur le plan sagittal et transverse, de l'existence d'une diminution de l'espace discal et, évidemment, de l'importance de la charge totale intrinsèque et extrinsèque supportée par le rachis lombaire. Lorenz, Patwardhan et Vanderby, dans le même article, ont démontré expérimentalement qu'au niveau de L4-L5 le pourcentage du poids supporté par les facettes varie de 8 % à 32 % dans la majorité des cas, dépendamment de l'importance de la charge appliquée et de la position neutre ou en extension de la colonne. En général, plus le poids total axial augmente avec la flexion du tronc, plus le pourcentage de la charge portée par les facettes décroît.

Selon Nicolai Bogduk (2005), diverses études démontrent que la charge réelle supportée par le contact des processus articulaires varie de 3 % à 70 % dépendamment des facteurs cités plus haut et des méthodes d'expérimentation utilisées. C'est l'évidence même qu'une charge de compression au niveau des articulations postérieures est particulièrement importante lors de l'extension dorsolombaire et pratiquement absente en flexion alors que la charge est déplacée sur la portion antérieure du disque.

Dans l'hypothèse où cette charge serait de 20 % de la charge totale appliquée axialement, calculons le poids supporté par les articulations postérieures en kg/cm^2 en se basant sur les résultats obtenus par nos calculs pour une personne de 68 kg, en position debout et en flexion à 90°, les membres supérieurs en position d'élévation, sans charge puis avec un poids de 3,4 kg et de 10 kg tenu par les mains (tableaux 28 et 29).

Nous savons que la surface moyenne des articulations postérieures de la colonne lombaire à chaque niveau est de 3,2 cm^2 (1,6 x 2). Il faut aussi ajouter le poids de 30 kg déjà présent sur le disque en position couchée. Ce poids, identifié par Nachemson (1975) et engendré par le tonus normal de la musculature du tronc, ne tient pas compte de la fraction de poids supportée par les articulations postérieures. Ce que nous ignorons. Toutefois, cette fraction ne peut qu'être minime et nous n'en tiendrons pas compte

[15] Lordose : Courbure de la colonne vertébrale à convexité antérieure.

Tableau 28
Charge sur les articulations postérieures en kg/cm²
Debout, membres supérieurs en position d'élévation

Sans charge :	$\frac{(32+30) X 20}{100 X 3,2} = 3,9$ K / cm²
Avec 3,4 K :	$\frac{(34+30) X 20}{100 X 3,2} = 4$ K / cm²
Avec 10 K :	$\frac{(42+ 30) X 20}{100 X 3,2} = 4,5$K / cm²

Tableau 29
Charge sur les articulations postérieures en kg/cm²
Position de flexion à 90°

Sans charge :	$\frac{(175 +30) X 20}{100 X 3,2} = 12,8$ K / cm²
Avec 3,4 K :	$\frac{(221+30) X 20}{100 X 3,2} = 15,6$ K / cm²
Avec 10 K :	$\frac{(320+30) X 20}{100 X 3,2} = 21,8$ K / cm²

Ainsi, dans la vie quotidienne, selon les postures adoptées et le poids des objets soutenus avec les membres supérieurs, la force de compression imposée aux articulations zygapophysaires de la colonne lombaire varie de 4 kg/cm² à plus de 20 kg/cm². Cette compression correspond à l'application sur une surface d'une pression équivalente avec le bout de l'index. Le frottement des surfaces articulaires lors des mouvements ne peut alors que produire une irritation synoviale[16] et éventuellement une synovite douloureuse. Dans certains cas de compressions importantes des micro-fractures de l'os sous-chondral[17] peuvent même se produire, libérant dans l'articulation des médiateurs de l'inflammation comme les cytokines[18]. On comprend aussi, dès lors, la situation désastreuse dans laquelle se trouvent les articulations postérieures dans le cas d'une discopathie[19] dégénérative avec pincement de l'espace intervertébral où l'on a observé un important transfert de poids vers l'arc postérieur pouvant

[16] Irritation synoviale : irritation mécanique de la membrane.

[17] Os sous-chondral : couche osseuse située au-dessous du cartilage articulaire dont il constitue l'assise.

[18] Cytokines : un des nombreux médiateurs de l'inflammation synthétisés par le système immunitaire et libérés lorsqu'un tissu est endommagé. Elles contribuent à produire et à moduler l'inflammation selon l'origine et la gravité de la lésion.

[19] Discopathie : terme général pour signifier toute affection d'un disque intervertébral. Dans le cas présent, il s'agit d'une affection d'origine dégénérative.

atteindre jusqu'à 70 % de la charge totale (*Ibid.*), ce qui explique l'évolution vers l'arthrose facettaire[20] souvent décrite par les radiologistes dans de telles conditions. Ce fait explique aussi pourquoi plusieurs études ont montré que l'origine facettaire des douleurs lombaires augmente proportionnellement à l'âge.

2.5 Rôle des ligaments et autres tissus mous non contractiles : un effet "casse-noisettes"

Les ligaments de même que les fascias en général et l'aponévrose lombaire[21] en particulier, tout en étant des structures légèrement élastiques, sont surtout capables de résister à de fortes tensions d'étirement. Lors de la flexion dorsolombaire sans appui, comme on vient de le voir, les muscles spinaux offrent une résistance réflexe contrôlant le mouvement du tronc vers l'avant au prix d'une compression importante des structures du rachis. Cependant, au fil des degrés de flexion, les tissus mous non contractiles postérieurs du rachis interviennent et subissent une tension d'étirement à l'image de la peau sus-jacente, phénomène dont s'est d'ailleurs servi le Dr Paul Schober pour présenter une méthode objective fiable de mesure de la flexion (indice de Schober). Toutefois, contrairement à la peau plus élastique, les ligaments et autres tissus mous non contractiles résistent à cet étirement et plus ils sont étirés plus ils offrent de résistance au point qu'en flexion complète, les muscles spinaux cessent d'agir et deviennent électriquement silencieux à l'électromyographie (EMG) (Adams, Bogduk, Burton et Dolan, 2006). Cependant, l'intervention des tissus mous non contractiles ne change que très peu les forces de compression calculées et décrites aux tableaux 16 à 28. En effet, en résistant à l'étirement pendant le mouvement de flexion, ils provoquent sur le rachis un effet "casse-noisettes" qui ne modifie que très peu l'effet compresseur sur les articulations vertébrales. En flexion complète, on comprendra que cette compression s'exerce surtout sur la portion antérieure du disque. En présence d'un disque en voie de dégénérescence,

[20] Arthrose facettaire : atteinte caractérisée par une détérioration dégénérative et un amincissement des cartilages recouvrant les facettes des articulations postérieures accompagnée d'une sclérose des plateaux articulaires et d'un dépôt osseux au pourtour de l'articulation appelé ostéophyte.

[21] Aponévrose lombaire : membrane tendineuse d'insertion très résistante du muscle grand dorsal sur les crêtes iliaques postérieures mise sous tension lors de la flexion lombaire.

on s'expose ici à une protusion[22] et à une hernie discale qu'on peut prévenir en appliquant les mesures de préventions décrites et commentées au chapitre 4.

3. Expérience sur le niveau d'activité électrique générée par la musculature paralombaire en divers degrés de flexion sans poids et avec poids tenu avec les membres supérieurs

En 1997, alors que j'œuvrais dans un centre hospitalier régional, mon horaire comptait une journée de clinique au laboratoire d'électromyographie. Inspiré par l'étude de Morris, Lucas et Bresner (1961), j'ai décidé de mener une expérience en vue de faire la démonstration de l'influence de la charge appliquée sur la colonne sur l'activité électrique générée par la musculature paralombaire en diverses positions et postures du tronc (étude non publiée). J'ai obtenu la collaboration d'un physiothérapeute au cours des diverses phases de l'expérience. Nous avons d'abord établi un protocole visant à démontrer l'amplitude du recrutement musculaire survenant lors de l'adoption de 39 positions du corps représentant la plupart des activités fonctionnelles quotidiennes d'un être humain avec et sans poids tenu avec les membres supérieurs.

Pour simplifier, nous allons nous limiter ici à la description du recrutement musculaire survenant lors de l'adoption de quatre positions de base, soit 1°, 15°, 45°, 90° de flexion sans poids et avec un poids de 3,4 kg tenu dans les mains tel qu'illustré dans les figures suivantes (figures 9, 10, 11, 12). En utilisant deux canaux sur l'appareil d'électromyographie, nous avons pu appliquer les électrodes d'enregistrement de surface sur la peau recouvrant la musculature para vertébrale de chaque côté de la colonne au niveau de L3. L'amplitude du voltage a été calibrée à 100 microvolts par division et la vitesse de balayage à 50 millisecondes par division. Les tableaux 30, 31, 32 et 33 permettent d'apprécier les modifications de l'amplitude de l'activité électrique générée par la musculature para lombaire dans les quatre positions de flexion adoptées par le figurant.

---

22 Protusion : déplacement du noyau pulpeux à l'intérieur du disque intervertébral à la faveur de fissures et faisant bomber l'*annulus fibrosus*. Il s'agit d'un stade précoce de l'hernie discale.

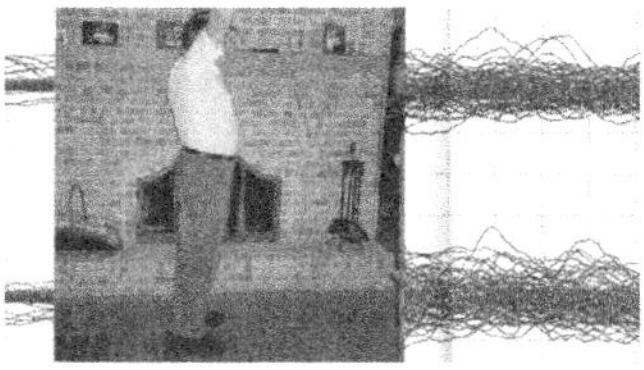

ids =	0 Kg	3,4 Kg
3 →	0 Kg	0,32 Kg
→	32 Kg	34 Kg
	7 + 13 = 30 mm	20 + 25 = 45 mm
	30 ÷ 2 = 15 mm	45 ÷ 2 = 22,5 mm
	5 mm = 125 µv	22,5 mm = 187 µv
	rce exercée par m. lomb.	R réaction de la col. aux f. comp

Tableau 31 : Flexion : 15°

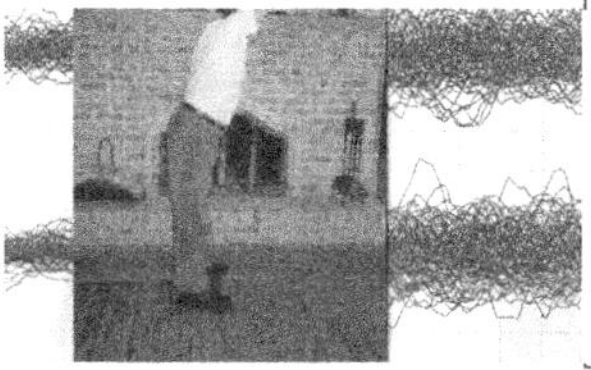

→	52 Kg	67 Kg
→	82 Kg	91 Kg
	9 + 23 = 52 mm	55+46 = 101 mı
	2 ÷ 2 = 26 mm	101 ÷ 2= 50,5 mn
	5 mm = 217 µv	50,5 mm = 421 µv

Tableau 32 : Flexion : 45°

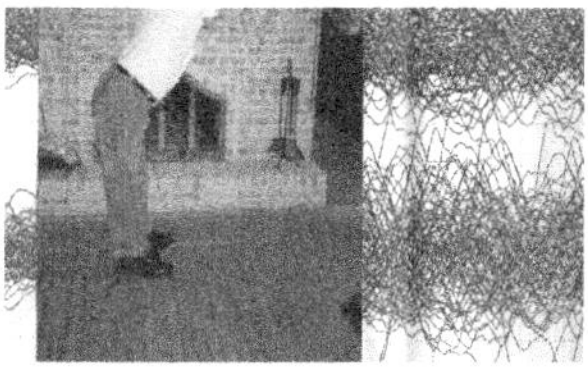

→	144 Kg	183 K
→	166 Kg	181 K
	5 + 32 = 67 mm	60 + 75 = 135
	7 ÷ 2 = 33,5 mm	135 ÷ 2 = 67,5 r
	3,5 mm = 279 µv	67.5 mm = 562

Tableau 33 : Flexion : 90°

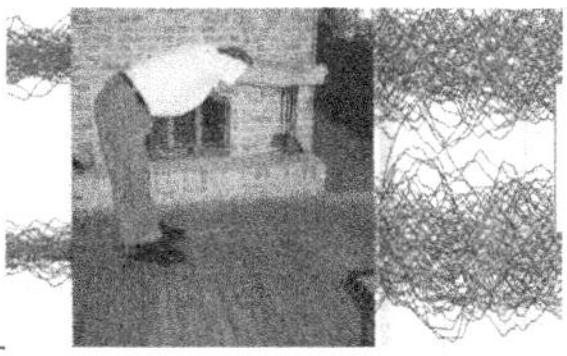

s =	0 Kg	3.4 Kg
→	205 Kg	260 Kg
	175 Kg	221 Kg
	0 + 22 = 52 mm	70 + 78 = 148 r
	2 ÷ 2 = 26 mm	148 ÷ 2 = 74 n
	5 mm = 217 µv	74 mm = 617 µv

Sachant que l'appareil est calibré à 100 µv par division et qu'une division correspond à 12 mm, il devient alors facile, par une simple règle de trois, d'obtenir l'amplitude en microvolt de l'activité électrique générée par la musculature lombaire dans les quatre positions adoptées par le figurant avec ou sans poids dans les mains. Le graphique suivant (figure 13) montre les deux courbes exprimant en microvolts l'augmentation du recrutement de l'activité musculaire lombaire dans ces positions.

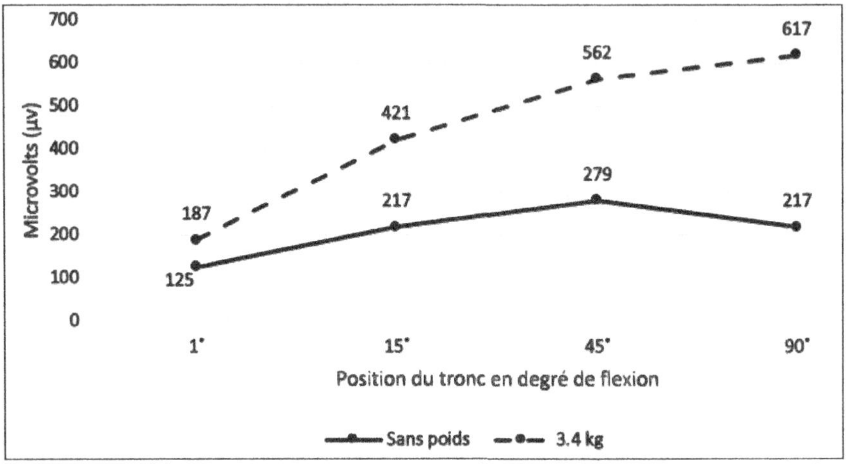

Figure 13 – Tracé du recrutement musculaire lombaire en diverses positions du tronc

De l'analyse de ces données, on peut tirer trois conclusions :

1- La première conclusion relève de l'évidence. Plus la flexion du tronc augmente et plus s'accroît l'intensité du recrutement des unités motrices de la musculature paralombaire, passant de 125 µv en position verticale à 279 µv lorsque le figurant adopte une position de flexion de 45°. Nous expliquerons plus loin pourquoi, dans une position de 90° alors que la charge sur la colonne lombaire est plus importante, l'activité électrique générée est diminuée à 217 µv. De plus, si le figurant tient un poids dans ses mains, le recrutement passe de 187 µv en position verticale à 617 µv en flexion à 90°.

2- L'étirement du muscle étant un stimulus mécanique de la dépolarisation de l'unité motrice par le biais du fuseau neuro-musculaire, on peut donc estimer que l'interprétation du tracé enregistré dans les positions de flexion du tronc, et donc d'étirement des muscles lombaires, est faussée par ce comportement neurophysiologique. Pour connaître le niveau exact d'activité électrique engendré par l'étirement seul, il faudrait procéder à l'enregistrement de l'activité électrique quand les muscles lombaires sont étirés sans que ceux-ci ne soient sollicités par une contrainte de charge (poids du tronc, membres supérieurs et tête et poids tenu). On pourrait alors soustraire ce niveau d'activité électrique du recrutement total avec charge pour connaître le niveau de responsabilité de chacun dans la genèse de l'activité électrique totale. Quoi qu'il en soit, dans notre étude présentée ci-haut, l'activité électrique totale avec poids tenu dans les mains (tracés de droite des tableaux 30 à 33) correspond à un niveau d'activité électrique nettement augmenté par rapport au niveau enregistré sans poids tenu dans les mains (tracés de gauche). Ainsi, en position de flexion à 45°, on peut dire que la sollicitation des muscles lombaires est passée de 279 µv à 562 µv, soit une augmentation de 283 µv (200 %) par le simple ajout d'un poids de 3,4 kg tenu avec les mains.

3- Enfin, la lecture des tracés enregistrés lors de la position de flexion à 90° impose une troisième constatation. On a vu à la section 2.5 de ce chapitre que, au niveau lombaire, les tissus mous postérieurs non contractiles (ligaments, fascia, aponévroses) sont étirés au rythme des degrés de flexion. À 90° de flexion, c'est-à-dire à limite de leur zone d'élasticité, ces structures bloquent le mouvement de flexion lombaire et provoquent un effet de "casse-noisettes" sur le disque (voir page 41-42). Le poids du corps et le poids des objets tenus avec les membres supérieurs portent alors sur les ligaments. Les muscles lombaires, n'ayant plus à réagir contre ces charges, se démobilisent, se taisent et, lorsque les ligaments ont épuisé leur capacité élastique, cessent de générer une activité électrique. Selon d'autres auteurs (Morin et Protnoy, 1956), une inhibition réflexe par stimulation de récepteurs ligamentaires sensibles à l'étirement pourrait aussi avoir un rôle à jouer dans l'apparition de ce silence électrique en flexion complète.

Le tableau 33, figure 12, où le figurant adopte une position proche de 90° illustre bien ce mécanisme de démobilisation musculaire. On y observe que les tracés de gauche (sans poids tenu avec les mains) enregistrent une activité électrique moindre avec une amplitude mesurée à 217 µv par rapport à 279 µv à 45° (tableau 32, figure 11, tracé de gauche) alors que, sans ce mécanisme de soutien par les tissus mous non contractiles, l'amplitude de l'activité électrique générée aurait dû plutôt augmenter.

Par contre, avec l'ajout d'un poids de 3,4 kg soutenu à bout de bras par le figurant, l'activité électrique des muscles lombaires revient en force avec une amplitude mesurée à 617 µv (tableau 33). La tension que doivent alors développer les muscles spinaux pour soutenir le tronc, les membres supérieurs et le poids de 3,4 kg à bout de bras (F_3) est alors de 260 kg (tableaux 23 et 15). Nous savons, grâce à la courbe "contrainte-déformation" des ligaments, qu'une déchirure survient après étirement de plus de 6 % de leur longueur conformément à leur limite d'élasticité qui se situe aux environs de 5 à 6 mm d'élongation. Souvenons-nous qu'au niveau cutané l'indice de Schober décrit un étirement de 5 à 6 cm lors de la flexion à 90° chez une personne normale. Évidemment, plus on s'approche de l'axe de rotation transversale des vertèbres lombaires, moins la longueur de l'étirement est grande, car elle ne peut dépasser 6 mm pour les ligaments profonds sans risquer une déchirure, ce qui oblige les muscles spinaux à prendre la relève en cas de surcharge comme le démontre le tableau 33 où le niveau d'activité des muscles spinaux passe de 217 µv à 617 µv par le simple ajout de 3,4 kg dans les mains du sujet en position de flexion à 90°. Ainsi, on comprend que cette tension de 260 kg, nécessaire pour stabiliser la colonne lombaire, induirait un dépassement de la zone d'élasticité des tissus mous postérieurs non contractiles avec probabilité d'un déchirement de ces tissus. D'où la nécessité pour les muscles lombaires d'intervenir de façon réflexe et de développer cette tension pour les protéger.

Il est pertinent, ici, d'appuyer les conclusions de notre expérience par d'autres données issues de la littérature scientifique. Dans une publication de 1956, un article de Morin et Portnoy rapporte les résultats d'une étude portant sur l'activité électrique des muscles spinaux (*erector spinae* ou sacrospinales) en diverses positions du tronc. En lien avec notre propre étude, je retiens les conclusions suivantes :

- Les muscles spinaux au niveau lombaire (L1-L3) génèrent une activité électrique lorsque le centre de gravité est déplacé en avant.

- À mesure que progresse la flexion du tronc, on observe une augmentation de leur activité électrique.

- En position assise, les coudes appuyés sur les cuisses, toute activité électrique disparaît. Évidemment, étant soutenu, le poids du tronc, de la tête et des membres supérieurs ne nécessite aucune activité musculaire pour stabiliser leur centre de gravité.

- À la fin du mouvement de flexion, l'activité électrique des muscles lombaires cesse jusqu'à ce que le sujet amorce le redressement. Les auteurs attribuent cette interruption à une inhibition réflexe causée par la stimulation de récepteurs sensibles à l'étirement des ligaments ou des muscles eux-mêmes sans tenir compte de la résistance offerte par les ligaments tel que décrit plus haut.

Conclusion

Nous avons établi dans ce chapitre le calcul des forces comprimant la colonne vertébrale en diverses positions représentatives de celles adoptées par l'être humain au cours des diverses activités normales de sa vie quotidienne. Les résultats de ces calculs sont théoriques, mais correspondent de près aux valeurs réelles de ces forces compressives. Les surfaces portantes étant les disques intervertébraux et les articulations postérieures (zygapophysaires), nous avons déterminé la répartition des charges supportées par chacune, ce qui permettra d'en dégager les conséquences et d'en évaluer les dommages sur leur structure au chapitre suivant.

Chapitre 3

Les conséquences physiopathologiques

Introduction

Nous venons de faire la démonstration mathématique de l'existence de forces compressives répétitives relativement importantes sur la colonne vertébrale de l'être humain normal dans ses faits et gestes de la vie quotidienne. Ces forces ne sont pas responsables en soi de l'existence des manifestations dégénératives affectant éventuellement les articulations de la colonne de tous les êtres humains. La spondylarthrose ou dégénérescence articulaire de la colonne vertébrale a d'abord et avant tout une origine génétique et est programmée pour se développer avec une précocité variable d'une personne à une autre. Toutefois, ces forces compressives sont un facteur d'accélération de cette évolution dégénérative et, surtout, elles provoquent l'éclosion d'épisodes de douleurs vertébrales locales ou projetées expliquant leur généralisation au sein de la population humaine. Qui, après l'âge de 30 ou 40 ans, peut affirmer qu'il n'a jamais ressenti de douleur d'origine vertébrale ? Celui-là serait sûrement confondu par un questionnaire serré sur ses antécédents. Ce chapitre entend donc jeter un peu de lumière sur les conséquences de ce mécanisme compressif sur les articulations discales et zygapophysaires et de l'émergence de la vertébralgie commune avec son caractère cyclique.

Une structure construite pour supporter 100 tonnes s'effondrera si on lui impose une charge de 200 tonnes. De même, un pont érigé pour résister aux contraintes générées par le passage de 100 camions de 4 tonnes par jour verra sa structure se détériorer, se fissurer et même se fracturer par fatigue des matériaux avec le passage quotidien de 200 camions identiques. Ainsi en va-t-il pour la colonne vertébrale conçue sur le modèle quadrupédique, mais obligée de supporter les charges imposées par la bipédie avec des conséquences prévisibles sur sa structure que nous décrivons sommairement dans ce chapitre.

1. Rôle de la dessiccation discale

Les charges imposées à la colonne vertébrale ont des répercussions principalement au niveau des joints entre les vertèbres : les disques et les articulations zygapophysaires. On sait que l'application prolongée ou répétitive de charges sur la colonne provoque par réaction hydrostatique au niveau du disque une évacuation hydrique avec perte de hauteur pouvant aller jusqu'à 20 %. Cette dessiccation modifie la résistance mécanique du disque et entraîne des changements métaboliques au niveau des protéoglycanes[23] de l'*annulus*, prélude de l'évolution dégénérative subséquente. La variation nycthémérale[24] de la hauteur discale aura aussi des répercussions mécaniques sur les articulations zygapophysaires dont les facettes seront alors plus sollicitées en présence d'un disque partiellement affaissé par fluage[25]. Alors, peut-on conclure que moins la colonne ne supportera de charges compressives moins ce phénomène de dessiccation discale et ses conséquences se produiront ? Je pense que oui.

2. Sollicitations mécaniques, arthrose, douleur : comment ces éléments sont-ils interreliés ?

À la suite des calculs réalisés au chapitre précédent, on s'aperçoit que dans le cadre des activités courantes de la vie quotidienne la charge appliquée sur la colonne lombaire varie au cours de la journée entre 100 et 300 kilogrammes, infligeant dès lors aux articulations soumises à ces charges des microtraumatismes susceptibles de déclencher une réponse douloureuse que souvent on nomme faussement "entorse".

Encadré 1 : entorse lombaire

Il faut comprendre ici que ce vocable n'est utilisé que par analogie avec l'entorse des articulations périphériques où le dépassement soudain et brusque de l'amplitude physiologique de l'articulation produit un étirement, puis une déchirure douloureuse des structures capsulo-ligamentaires stabilisatrices. Rien de tel dans les entorses lombaires. L'étiologie des lombalgies non spécifiques reste obscure

[23] Protéoglycanes : groupe de molécules complexes et diversifiées formées de la combinaison d'une protéine et d'un composé glucidique. Ces molécules sont une composante essentielle de la matrice extracellulaire et sont omniprésentes dans les tissus du système locomoteur dont le disque intervertébral. En raison de leur capacité à absorber l'eau, elles contribuent à donner une élasticité aux substances fibreuses et sont responsables, en bonne partie, des propriétés biomécaniques du disque.

[24] Variation nycthémérale : variations selon l'alternance jour-nuit.

[25] Fluage : déformation lente d'un matériau soumis à une contrainte compressive.

dans la majorité des cas malgré les avancées scientifiques récentes concernant en particulier l'origine discale de la douleur. De façon réaliste, on peut définir l'"entorse lombaire" comme étant l'effet d'une sollicitation excessive du segment mobile vertébral dépassant sa capacité physiologique et pouvant entraîner comme conséquence des lésions traumatiques des structures impliquées. Voir à ce sujet Adams, Bogduk, Burton et Dolan (2006) et Bergeron, Fortin et Leclaire (2008).

Une étude expérimentale a été réalisée en 2007 dans le but d'évaluer et mesurer les déformations intradiscales lombaires survenant sous l'effet d'une pression axiale de 100 kg (1 000 N) sur des disques d'aspect radiologique intact (O'Connell, Johannessen, Vresilovic et Elliott, 2007). On a observé, lors de l'application de la compression, une diminution de hauteur du disque de 0,4 mm (4,4 %) accompagnée d'une translation radiale de son noyau repoussant vers l'extérieur les parties interne et externe de l'anneau fibreux (bombement). En consultant la figure 8 du chapitre 2, on s'aperçoit que les occasions d'imposer une compression sur le rachis lombaire dépassant les 100 kg dans la vie quotidienne sont extrêmement nombreuses et surviennent des dizaines, voire des centaines de fois, dépendamment des activités de la personne. Même sans tenir de poids avec les mains, les courbes du graphique nous indiquent qu'à partir d'environ 20° de flexion du tronc on dépasse les 100 kg de compression. Or, 20° de flexion et plus est monnaie courante dans la vie quotidienne (faire son lit, mettre la table, prendre un ustensile au comptoir, monter en auto, etc.). L'ensemble de ces postures répétitives abîment le disque en lui imposant des contraintes mécaniques provoquant une fatigue des matériaux qui le composent.

Le disque intervertébral est composé de collagène, de protéoglycanes (matériaux de la matrice discale) et d'eau. Ces éléments lui permettent sa structure bien connue composée du *nucléus pulposus* au centre et de l'*annulus fibrosus* en périphérie et sont responsables de ses propriétés biomécaniques dont sa capacité de déformation pour permettre les mouvements physiologiques du rachis. Les contraintes compressives prolongées ou répétitives en position debout provoquent un effet d'essorage avec évacuation d'eau hors de la matrice discale avec, tel que nous venons de le voir, une réduction de la hauteur du disque. Ce dernier récupère normalement l'eau et sa hauteur lorsque la personne prend la position couchée prolongée. Avec le temps toutefois, ce va-et-vient hydraulique peut être responsable d'une détérioration de la matrice discale par fatigue des matériaux. Il se produit une fragmentation des molécules de protéoglycanes et des brisures au niveau des fibrilles de collagène. La voie est alors ouverte pour le vieillissement discal et la discarthrose (Buckwalter, 1995).

La dessiccation naturelle progressive du disque à partir de l'adolescence le rend de plus en plus vulnérable à ce mécanisme. Ainsi, plus on soumet le disque à des contraintes compressives prolongées et répétitives, plus on lui impose cette fatigue des matériaux de la matrice qui devient alors plus vulnérable et le cycle contraintes mécaniques → dégénérescence est enclenché. Avec le temps, la réduction de la hauteur discale entraîne une altération du système d'équilibre intrinsèque (voir les pages 15-16 au chapitre 2).

Ce mécanisme, dans un contexte de sédentarité socialement généralisée avec pauvreté du support abdominal chez la plupart des gens, introduit à la longue une situation s'amorçant par cette agression mécanique répétitive en apparence tout à fait inoffensive. Puis survient une poussée inflammatoire douloureuse d'origine discale ou articulaire postérieure imposant une réduction des activités responsables (repos antalgique réflexe) suivie d'une récupération et de la reprise des activités conduisant de nouveau à une phase d'agressions mécaniques répétitives. Le rythme de ce cycle sera très différent d'une personne à l'autre en intensité et en durée, chacune des phases pouvant s'étendre de quelques jours à quelques années (figure 14).

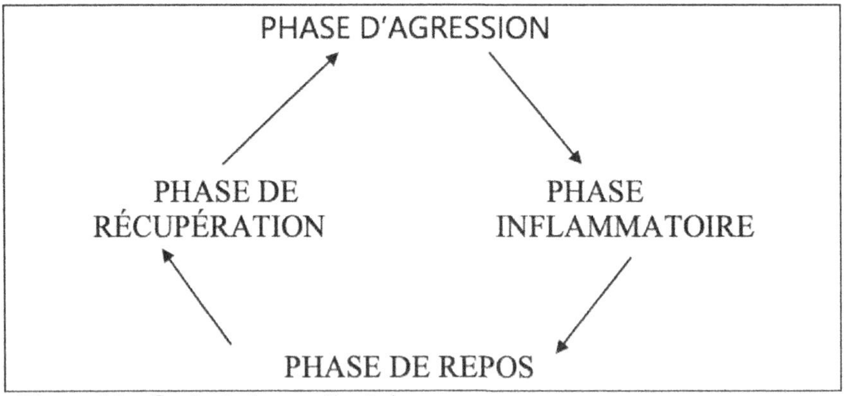

Figure 14 – Cycle de la vertébralgie

Le lien avec l'activité n'est pas toujours évident. L'algie vertébrale peut survenir sans prévenir dans un contexte de calme postural, mais être quand même le résultat de l'effet cumulatif d'agressions mécaniques répétitives préalables. Ou, quelquefois, un événement postural banal va provoquer une douleur d'une intensité inattendue. C'est la goutte d'eau qui a fait déborder le vase et la douleur résulte alors de l'effet cumulatif de contraintes mécaniques préalables asymptomatiques dans lesquelles le sujet peut difficilement reconnaître la cause (figure 15).

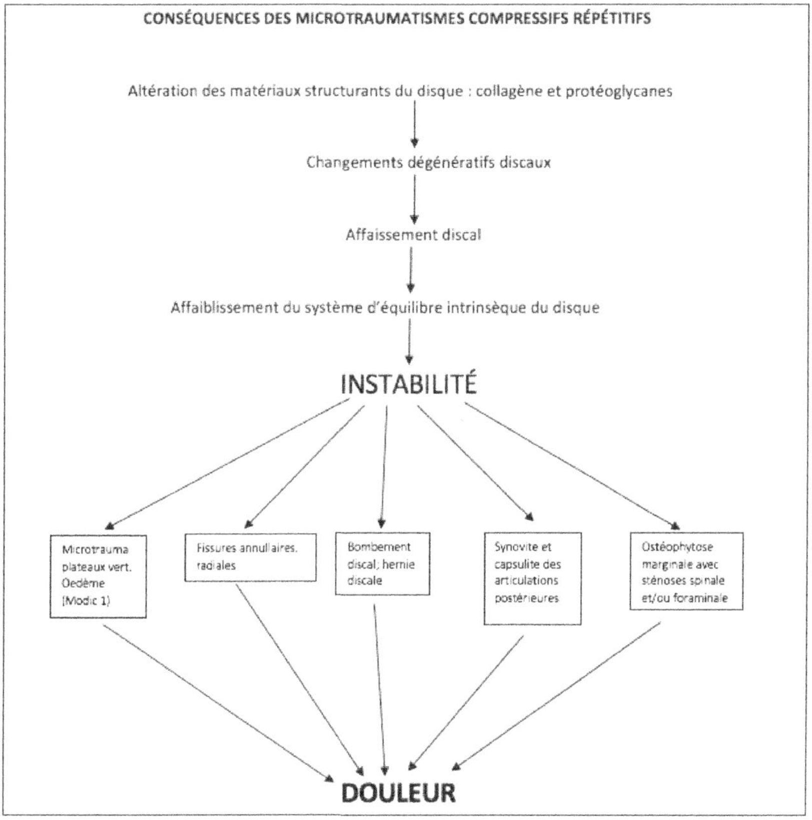

Figure 15 – Conséquences des microtraumatismes compressifs répétitifs

Le portrait du vertébralgique est par ailleurs très différent d'une personne à l'autre. La tolérance à la douleur varie considérablement. Certains vont rarement se plaindre ou consulter pour une douleur vertébrale tandis que d'autres personnes en sont presque constamment affectées. La situation devient même catastrophique dans les cas de chronicisation où le médecin se fait souvent dire « c'est l'enfer, docteur ! ». Des éléments neurophysiologiques et multifactoriels reliés au seuil de perception de la douleur expliquent en partie ces cas réfractaires à tous les traitements et adeptes des cliniques de la douleur.

Y a-t-il un lien entre l'arthrose vertébrale et ces contraintes mécaniques de surcharge décrites plus haut ? On a longtemps attribué l'arthrose à une usure des articulations et, si c'était le cas, ce mécanisme de surcharge de la colonne vertébrale pourrait être un facteur d'accélération ou d'aggravation de cette évolution dégénérative. Mais la réalité scientifique à cet égard est loin d'être aussi claire. On admet qu'il n'y a pas de lien direct entre l'arthrose vertébrale et la douleur. On peut être asymptomatique avec beaucoup d'arthrose ou très souffrant avec une colonne dite normale. Au cours de mes années de pratique dans un centre hospitalier régional (de 1981 à 2007) j'ai été frappé par l'existence généralisée chez les cultivateurs d'âge moyen de la région d'une importante spondylarthrose[26] dorsolombaire. En général, les gens de ce métier, à cette époque, avaient dû au cours de leur vie active soumettre leur colonne vertébrale à des contraintes mécaniques sévères (soulèvement répétitif de charges lourdes comme les bottes de foin, des pièces de machinerie, etc.). La présence de cette spondylarthrose sévère et précoce chez ce groupe de personnes suggère l'existence d'un lien avec l'utilisation abusive de leur colonne dans les années précédentes.

En somme, avec les connaissances actuelles, on peut affirmer ce qui suit :

- la spondylarthrose est le fait d'un phénomène dégénératif survenant au niveau des articulations de la colonne vertébrale ;

- cette évolution dégénérative est soumise à des facteurs génétiques dont les manifestations phénotypiques sont variables d'une personne à l'autre ;

- l'influence de facteurs extrinsèques, en particulier les contraintes mécaniques de surcharge, a probablement un effet favorisant ou accélérant ce processus dégénératif, de la même façon qu'un *valgus*[27] important au genou, en comprimant le compartiment externe, y induira l'installation précoce d'une dégénérescence arthrosique. Toutefois, à l'instar de plusieurs auteurs, il y a nécessité de nuancer cette affirmation.

---

[26] Spondylarthrose : altération dégénérative des cartilages articulaires de la colonne vertébrale liée au vieillissement.

[27] *Valgus* du genou : déviation en dehors de la jambe sur le genou.

Certains prêtent au bagage génétique de chacun un rôle majeur dans la détermination de l'âge et du rythme de la dégénérescence discale (Battié, Videman, Kaprio, Gibbons, Gill *et al.*, 2009) alors que d'autres attribuent aux contraintes mécaniques répétitives la responsabilité d'une évolution vers la spondylose (Adams, Bogduk, Burton et Dolan, 2006 ; Seidler, Bergmann, Jäger, Ellegast, Ditchen *et al.*, 2009 ; Seidler, Bolm-Audorff, Heiskel, Henkel, Roth-Küver *et al.*, 2001) ;

- il n'y a pas de lien direct entre la présence de douleurs vertébrales d'origine mécanique et qualifiées de non spécifiques par les auteurs et l'existence d'une spondylarthrose ; la fréquence de la spondylarthrose serait la même chez les patients symptomatiques et asymptomatiques (Bogduk, 2005) ;

- il est toutefois admis que les sujets spondylarthrosiques ont une moins grande tolérance à l'effort et une susceptibilité plus grande à la douleur post-effort, en particulier durant la période d'instabilité vertébrale d'origine arthrosique.

D'ailleurs, la documentation médicale récente, autant les études transversales de population que les méta-analyses Brinjikji, Diehn, Jarvik, Carr, Kallmes *et al.* (2015), a démontré, imagerie par résonance magnétique à l'appui (IRM), que les bombements discaux dégénératifs, les hernies discales et les modifications des plateaux vertébraux Modic 1 sont plus fréquents chez les personnes souffrant de douleur lombaire comparées aux personnes asymptomatiques. La tendance à récidiver est une des caractéristiques reconnues des douleurs vertébrales. Le développement de l'arthrose vertébrale s'accompagne de périodes ou de phases inflammatoires très probablement en lien avec l'effet cumulatif des microtraumatismes compressifs de la vie quotidienne. La phase inflammatoire s'accompagne de douleur imposant le repos suivie d'une accalmie propice au retour aux activités susceptibles d'agresser de nouveau mécaniquement la colonne (figure 14) avec récidive éventuelle des manifestations inflammatoires et douloureuses. Les lésions des plateaux vertébraux accompagnant la dégénérescence des disques intervertébraux illustrent à merveille cette évolution en dent de scie. Le stade 1 de la classification de Modic à l'IRM identifie une phase inflammatoire de l'altération du plateau vertébral. Ce stade est reconnu comme étant symptomatique avec présence de douleur lombaire. Lorsque la condition évolue vers le stade 2, l'inflammation se tarie pour être remplacée par une involution graisseuse. Un cercle vicieux qui, comme nous le verrons plus loin, ne pourra être coupé que par la prévention posturale.

3. La quadrupédie est-elle protectrice ?

Est-il réaliste d'attribuer à la bipédie un rôle modulateur sur l'évolution de la spondylarthropathie dégénérative et l'éclosion d'événements douloureux rachidiens ? Qu'en est-il chez les autres mammifères quadrupèdes qui, sans cette surcharge d'origine posturale, devraient logiquement mieux se comporter au niveau de leur colonne vertébrale ? D'après la documentation scientifique consultée, il semble que ce soit loin d'être le cas.

L'évolution dégénérative des articulations est un processus incontournable commun à tous les vertébrés mammifères et probablement aux poissons, oiseaux ou reptiles. La longévité différente des espèces de chacune de ces classes de vertébrés fera varier la vitesse d'évolution du processus, mais elle n'empêche pas sa présence caractérisée à la base par des modifications physicochimiques au niveau des protéoglycanes et des collagènes des disques et des cartilages, accompagnée d'une réduction significative de la capacité d'absorption d'eau avec dessiccation progressive. Mais tenter de comparer l'évolution dégénérative du rachis des humains et des animaux est pour le moins hasardeux. Sur le plan clinique, il n'est évidemment pas possible d'établir de comparaisons fiables en ce qui a trait à l'évolution des symptômes douloureux. Chez les animaux, l'expression de la douleur ne peut qu'être interprétée qu'à partir de comportements locomoteurs antalgiques et il devient très difficile de relier un épisode présumé douloureux chez l'animal à des facteurs posturaux comme on peut le faire chez les humains.

Chez les animaux, les atteintes dégénératives hâtives se retrouveront dans le cadre de pathologies diverses, mais, en général, reliées à la race et à la génétique (Carnier, Gallo, Sturano, Piccinini et Bittante, 2004 ; Kranenburg, Hazewinkel et Meij, 2013). Pensons à la chondrodystrophie de certaines races de chiens ou à l'ostéochondrose responsable de déformations cyphotiques importantes chez les chiens, les bovidés, les porcs et les chameaux, le tout évidemment accompagné d'une spondylose sévère (Hansen, 1959). Par ailleurs, de nombreuses études sont réalisées sur des animaux de compétition soumis à un entraînement excessif comme les chevaux de course ou de cirque faussant alors l'interprétation qu'on peut faire de l'évolution dégénérative de leur colonne vertébrale.

Ceci étant dit, en général, en l'absence de maladies systémiques sous-jacentes, les atteintes dégénératives vertébrales chez les animaux apparaissent tardivement à un âge relativement avancé. Ainsi, l'évolution dégénérative des disques chez le chat est très lente et est nettement liée à la sénilité. D'ailleurs, la démonstration clinique d'atteinte discale chez le chat demeure très rare (Butler et Smith, 1967 ; Hansen, 1959). En l'absence d'ostéochondrose, les déformations cyphotiques et les hernies intraspongieuses ont été rarement observées chez les animaux (Hansen, 1959). Les lésions discales, plutôt tardives chez le chat (> 6 ans), surviennent surtout au niveau cervical et dorsal et ne s'accompagnent pas de fractures des plateaux vertébraux comme on les retrouve chez l'humain (Butler et Smith, 1967). De plus, on ne peut pas présumer que le fait de détecter des signes radiologiques d'arthrose chez les quadrupèdes signifie que ces derniers souffrent de maux de colonne vertébrale du moins avec l'ampleur que cette condition prend chez les êtres humains bipèdes.

Il semble donc, malgré tout, qu'en dehors de facteurs pathologiques ou environnementaux particuliers, l'évolution dégénérative vertébrale chez les quadrupèdes se produise plus tardivement et à un âge plus avancé, en tenant compte de la longévité, que chez les humains. Toutefois, des études comparatives fiables à ce sujet manquent. La réalisation de telles études permettrait peut-être d'établir, une fois pour toutes, le niveau de responsabilité de la bipédie dans la précocité et l'évolution de la dégénérescence vertébrale chez l'humain en tenant compte toutefois du fait qu'il serait difficile et hasardeux de tenter d'effectuer des études comparatives concernant la douleur. Le jour où nos moyens techniques nous permettront d'objectiver de façon claire les manifestations de la perception de la douleur, rappelons-le une émotion, au sein du système nerveux central des animaux, des études comparatives permettront de démontrer une fréquence réduite probable des maux de colonne compte tenu de leur faible niveau de contraintes compressives vertébrales.

Conclusion

L'évolution dégénérative des articulations de la colonne vertébrale fait partie de la vie normale des êtres humains et des mammifères vertébrés en général et elle se traduit par une altération progressive des cartilages et des fibrocartilages articulaires. Ce phénomène dégénératif silencieux passe inaperçu et débute tôt dans la vie. De la douleur pourra éventuellement accompagner cette évolution lorsque certaines conditions mécaniques et physiologiques déclencheront une ou des poussées inflammatoires au niveau des articulations concernées. Parmi les facteurs induisant l'inflammation douloureuse se placent au premier rang les contraintes compressives répétitives survenant au cours des activités normales de la vie quotidienne des êtres humains, tels que nous l'avons démontré au chapitre 2. Cette compression répétitive des articulations vertébrales, selon notre prétention, deviendrait responsable d'une accélération de l'évolution dégénérative et surtout de l'installation de poussées inflammatoires accompagnées d'épisodes douloureux.

Logiquement donc, l'apprentissage et la mise en pratique d'un comportement postural préventif réduisant cette mécanique compressive répétitive des articulations vertébrales au cours des activités normales de la vie quotidienne seraient en mesure de ralentir l'effet d'accélération du processus dégénératif et, en même temps, de réduire la fréquence et l'intensité des épisodes de douleur rachidienne d'origine mécanique. Ainsi, connaissant les facteurs biomécaniques agressant les articulations de la colonne vertébrale au cours des activités normales de la vie quotidienne et leurs conséquences pathologiques décrites dans ce chapitre, nous serons en mesure, dans le prochain chapitre, d'en déduire les conséquences thérapeutiques.

Chapitre 4

Les conséquences thérapeutiques

Introduction : un cheminement thérapeutique nécessaire

Le "mal de dos" ou lombalgie commune ou encore lombalgie non spécifique existe depuis toujours et existera toujours. Aucun traitement ne peut être parfait parce qu'aucun traitement ne change la nature de la colonne qui demeurera toujours un organe fragile dans le cadre de son fonctionnement en position verticale.

J'ai pratiqué la physiatrie active en clinique pendant 33 ans, en grande partie en solo dans un centre hospitalier régional. Près de 90 % des patients qui m'ont été dirigés en consultation l'ont été pour des problèmes de douleur vertébrale ou d'origine vertébrale. Si tant de vertébralgiques affluent vers les cliniques de physiatrie, c'est probablement parce que les médecins sont démunis devant ce mal, y compris les physiatres malgré les progrès techniques indéniables développés au cours des dernières années au niveau du diagnostic et du traitement de conditions douloureuses d'origine discale réfractaire. Les succès parfois miraculeux des traitements médicaux et chirurgicaux dans le cas de nombreuses pathologies font miroiter l'existence de succès similaires à l'égard de ce qu'on appelle faussement la "pathologie"[28] vertébrale.

Les attentes thérapeutiques et les espoirs de "guérison" des patients sont grands. Dans le domaine des problèmes mécaniques du rachis, aucun des nombreux traitements traditionnels, souvent coûteux, n'a fait ses preuves d'efficacité à long terme. Ici, une mise au point récente de l'American College of Physicians (ACP) (Qaseem, Wilt, McLean et Forciea, 2017) s'impose. L'encadré 2 présente un extrait de ce document.

---

[28] On doit toutefois parler de pathologie dans le cas de complications de type hernies discales compressives, syndrome de la queue de cheval, sténoses spinales et foraminales compressives, un ensemble de conditions relativement rares. Par contre, la lombalgie non spécifique est une réponse normale à notre vie humaine normale et ne saurait être qualifiée de pathologique.

Encadré 2 : Mise au point de l'ACP

Dans une publication datée du 14 février 2017, l'ACP a édité un guide de bonne pratique clinique destiné aux médecins et portant sur la nouvelle approche médicale recommandée dans les cas de lombalgies (Low back pain).

Le document est intitulé *Noninvasive treatment for acute, subacute, and chronic low back pain : A clinical practice guideline from the American College of Physicians.*

À la suite d'une revue de la littérature scientifique portant sur le traitement non invasif des lombalgies, l'ACP élabore des recommandations à l'intention des médecins. Je retiens en particulier les recommandations suivantes (traduction de l'auteur):

« Dans le cas de lombalgie aiguë et sub-aiguë, le médecin devrait rassurer les patients et les informer sur le fait que ces douleurs s'améliorent spontanément avec le temps. Le médecin devrait éviter de prescrire des traitements onéreux et potentiellement dangereux comme les narcotiques. »

« Pour soulager les douleurs lombaires chroniques, le médecin devrait choisir les traitements les moins risqués et les moins onéreux, car les études n'ont pas démontré d'avantages comparatifs clairs à utiliser un traitement particulier par rapport aux autres. »

Démuni jour après jour devant des patients souvent désespérés ayant passé à travers le dédale de divers programmes thérapeutiques traditionnels (AINS, physiothérapie, chiropraxie, acupuncture, etc.), j'ai dû faire un cheminement et développer une nouvelle approche. Il s'agit d'une démarche en trois temps, trois étapes, la première étant de prime importance, car consacrée à informer le patient sur sa condition et sur la nécessité d'appliquer dans sa vie active des mesures visant à protéger sa colonne contre les effets nocifs de la surcharge gravitaire. La deuxième étape concerne l'enseignement d'un programme d'exercices dont l'objectif vise à conditionner les structures antigravitaires du tronc. Enfin, en troisième lieu, on aborde le domaine des techniques de traitement de la douleur vertébrale massivement utilisées par la médecine traditionnelle. Susceptibles d'avoir une certaine efficacité à court terme, ces techniques sont relativement inefficaces à moyen et long terme (Spitzer, 1987) et sont responsables en grande partie de l'éclosion d'une multitude d'approches paramédicales dont le message et la pratique frôlent à l'occasion le charlatanisme. La multiplicité des approches thérapeutiques confirme d'ailleurs leur inefficacité relative et incite le vertébralgique à requérir des soins comme s'il s'agissait d'une maladie à guérir. La nature même de la vertébralgie d'origine mécanique fait en sorte qu'aucun traitement ne peut être parfait, car aucun traitement technique antidouleur ne contrôle le mécanisme décrit au chapitre 2 du présent ouvrage. Sans l'application appropriée de mesures de prévention posturales, ce mécanisme se reproduit sans cesse jour après jour et recrée le contexte physiologique d'irritation des surfaces articulaires portantes d'une colonne vertébrale segmentée qui, chez l'humain bipède, est fragile lorsque soumise aux forces gravitaires. Donc, une approche thérapeutique réaliste doit comporter ces trois aspects d'intervention suivis d'un commentaire sur quelques problèmes particuliers :

1) écouter, observer, informer et prévenir ;

2) enseigner un programme rationnel d'exercices ;

3) préconiser des mesures thérapeutiques ou l'arsenal anti-douleur, sélectionner et appliquer judicieusement les techniques de traitement ;

4) considérer des problèmes particuliers.

1- Écouter, observer, informer et prévenir

1.1 Établissement d'un diagnostic

1.1.1 L'approche

Une fois exclue toute pathologie susceptible d'entraîner des douleurs vertébrales (drapeaux rouges), après avoir écouté et compris les doléances de son patient, le médecin doit assurer l'établissement d'un indispensable lien de confiance. Après le questionnaire d'usage sur les antécédents médico-chirurgicaux, les allergies, la médication, le médecin doit s'enquérir d'informations touchant le niveau de fonctionnement du patient dans la vie quotidienne. S'agit-il d'une personne déprimée ? Sommes-nous en présence de gains secondaires ? Quel type de personnalité se dégage du patient ? Dépendant ? Autoritaire ? Quel est son métier ? Quels sont ses loisirs ? Sportif, amateur de télévision ou “accro” de Facebook ? Et plusieurs autres questions pertinentes dont chaque réponse suscite d'ailleurs son lot de sous-questions permettant au médecin de bien cerner le contexte psychophysiologique de la personne et ainsi d'adapter son approche subséquente. Le médecin doit comprendre et accepter la personne dans sa globalité et ne pas porter de jugement de valeur. Par exemple, un patient tricheur avec son médecin (abus de narcotique, arrêts de travail indus, tendance à la simulation, etc.) ne doit pas provoquer une apparence de méfiance ou de rejet de la part de ce dernier qui doit intégrer la tricherie dans l'ensemble de la symptomatologie et adapter son approche tout en demeurant ferme et sans compromis évidemment sur les questions d'éthique.

Puis il faut bien préciser le site de la douleur. S'agit-il d'une douleur localisée, irradiée ou du très fréquent : « J'ai mal partout ». Il ne faut jamais oublier que pour une personne souffrante, la douleur présente est toujours perçue comme étant la pire jamais vécue. Le temps est un pansement analgésique. Il existe plusieurs signes d'intolérance à la douleur comme l'affirmation suivante : « Docteur, je suis dur à mon corps, mais là c'est devenu insupportable » ou encore « C'est l'enfer Docteur ». L'hyperréactivité à un simple effleurement, notion d'ailleurs incluse dans la liste des fameux "signes de non-organicité de Waddell" (Waddell , 2004) en est une autre manifestation, un peu comme si le patient exagérait pour s'assurer inconsciemment que son médecin le croit qu'il a mal.

D'ailleurs, le médecin a le devoir de "croire" son patient, car ce cri de douleur est souvent la manifestation du mal de vivre qui se cache derrière ce comportement, souvent le prélude d'une évolution vers la chronicisation. Ici, l'attitude du médecin doit être la patience, l'écoute et le soutien prévoyant un minimum de médication. Sauf exception, chez ce genre de patient, toute intervention médicale est perçue comme une confirmation que sa situation est grave, qu'il nécessite des soins et des arrêts de travail et elle contribue à l'enliser dans la chronicité. Une attitude positive de la part du médecin orientée vers la reprise d'activités à caractère gratifiant avec un minimum d'implication pharmaceutique demeure l'approche la plus appropriée.

1.1.2 L'examen objectif

Cette étape est indispensable d'abord pour s'assurer, si nécessaire avec des examens complémentaires, que la personne n'est pas porteuse d'une pathologie inflammatoire infectieuse ou néoplasique sous-jacente et pour confirmer qu'il s'agit bien d'une condition mécanique vertébrale. J'ai déjà vu en consultation un patient qui m'était dirigé pour lombosciatalgie et l'examen clinique montrait clairement une coxarthrose[29] confirmée rapidement par un examen radiologique. Dans le cas où il

[29] Coxarthrose : altération dégénérative des cartilages articulaires de la hanche liée au vieillissement et aux contraintes mécaniques.

s'agit bien d'une condition vertébrale mécanique, l'examen permettra de différencier un syndrome duremérien[30] d'un syndrome rachidien[31] ou radiculaire[32]. Ces trois syndromes présentent des manifestations cliniques différentes et peuvent donc être identifiés par un examen clinique approprié.

Nous n'allons pas, dans ce livre, élaborer dans le détail l'examen clinique vertébral portant sur les observations de l'inspection des courbures physiologiques et anormales, sur la mesure des amplitudes vertébrales, sur les diverses manœuvres à effectuer, l'examen neurologique périphérique et l'indispensable examen palpatoire permettant d'identifier les niveaux segmentaires rachidiens impliqués, la présence de zones de cellulo-myalgie et de tension musculaire sans oublier la palpation abdominale et des chaînes ganglionnaires lymphatiques cervicales, axillaires et inguinales. Voici, à ce sujet, une anecdote vécue. Une patiente m'avait déjà été dirigée pour une douleur abdominale d'origine vertébrale ; la palpation abdominale a tout de suite révélé la présence d'une masse au flanc gauche qui, une fois investiguée, s'est avérée être une tumeur cancéreuse du colon. La dame a été dirigée en chirurgie pour traitement approprié. Enfin, un examen vasculaire artériel avec palpation des pouls et auscultation peut être indiqué dans plusieurs cas. Le lecteur pourra consulter les nombreux ouvrages de qualité décrivant en détail les divers éléments de l'examen du rachis.

1.1.3 Le diagnostic

Ici, il faut être très prudent. Bien sûr, la médecine contemporaine privilégie l'établissement d'un diagnostic pour planifier le traitement d'une condition. Gordon Waddell, un auteur bien connu, soulignait dans un article publié en 1987 que le mal de dos est une condition tellement fréquente qu'elle devrait être considérée comme normale, laissant entendre que ce serait plutôt l'absence de mal de dos qui devrait être considérée comme anormale.

---

[30] Syndrome duremérien : irritation de la dure-mère le plus souvent par une hernie discale.

[31] Syndrome rachidien : douleur lombaire aigue ou chronique liée à une condition d'origine discale ou articulaire postérieure.

[32] Syndrome radiculaire : irritation ou compression d'une racine nerveuse le plus souvent par une hernie discale.

Donner un nom à la douleur d'un patient peut le rassurer, mais peut aussi stigmatiser dans son esprit une condition qu'il perçoit dès lors comme pathologique amorçant une ronde de quête de soins : « J'ai un disque déplacé », « J'ai un disque usé... c'est le docteur qui l'a dit ! » ou encore « Mon arthrose au dos me fait mal » deviennent souvent le leitmotiv justifiant un comportement de malade. De nombreuses formulations pour exprimer le diagnostic des maux de dos ont été développées au fil des années. Différents mots pour signifier la même chose peuvent semer la confusion chez le patient qui peut aller jusqu'à croire que les médecins se contredisent dans leur diagnostic. Ainsi, le diagnostic de dysfonction articulaire postérieure d'un médecin confond celui de syndrome facettaire d'un autre médecin alors qu'il s'agit de la même condition quand ce n'est pas le populaire DIM (dérangement intervertébral mineur) qui, en donnant un nom à une condition douloureuse bénigne, stigmatise la personne d'une étiquette diagnostique interprétée comme étant une maladie. Il faut ajouter de nombreuses autres formulations comme lombalgie, dorso-lombalgie, lombago, tour de reins, arthrose, discarthrose, spondylarthrose et autres (tableau 34) susceptibles d'embrouiller davantage le patient. Les "oses", incluant la "maladie discale dégénérative", sont le fruit d'observations radiologiques qui n'ont, directement, rien à voir avec la douleur et ne devraient pas constituer des diagnostics. Ces termes décrivent le vieillissement ou l'évolution dégénérative normale du rachis en général asymptomatique, mais cette évolution peut aussi, dans certaines conditions, être accompagnée de douleur (voir sur ce point au chapitre 3 les pages 52 et suivantes). De plus, certaines complications de cette évolution dégénérative génèrent de la douleur et font l'objet de diagnostics avec leur cortège de symptômes et de signes cliniques. Mentionnons, à titre d'exemples, le spondylolisthésis dégénératif (instabilité), les sténoses spinale et foraminale, l'hernie discale avec ses manifestations duremériennes et radiculaires.

Voici une liste de formulations diagnostiques concernant les douleurs vertébrales (Tableau 34).

Tableau 34
Liste des termes souvent utilisés pour fins diagnostiques

Liste des termes souvent utilisés pour fins diagnostiques

a) Formulations diagnostiques pouvant être responsables de douleurs vertébrales dites non spécifiques et d'origine mécanique

Cervicalgie	Fissure discale	Fibromyosite
Lombalgie	Discarthrose cervico-dorsale	Fibrosite paravertébrale
Dorsalgie	Discarthrose lombaire	Myosite paradorsale
Lumbago (lombago)	Ostéophytose	Cordons musculaires
Cervico-brachialgie	Spondylose	Synd. de l'angulaire de l'omopl.
Lombosciatalgie	Spondylarthropathie	Névralgie d'Arnold
Coccygodynie	Becs ostéophytiques	Arnoldite
Entorse cerv., dors., lomb.	Discopathie dégénérative	Hernie intraspongieuse
Syndrome facettaire	Pincement intervertébral	Anomalies de la charnière L-S
DIM (dérang. interv. min.)	Modic I – II – III	Sacralisation
Dysfonction articulaire post.	Radiculite	Lombarisation
Asymétrie facettaire	Radiculopathie	Synd. de Bertolotti
Syndrome doul. pseudo-viscéral	Compression radiculaire	Non segmentation de corps vert.
Bombement discal	Conflit disco-ligamentaire	Inégalité de longueur des m. inf.
Hernie disc. lat., méd., sous-lig.	Conflit disco-radiculaire	Scoliose
Hernie discale migrée	Sacro-iliite	Maladie de Scheuermann
Hernie discale incarcérée	Iliite condensante	Synd. de Barré-Liéou
Hernie discale séquestrée	Dysfonction sacro-iliaque	Synd. sympathique cervical post.
Prolapsus discal	Entorse sacro-iliaque	Contact interépineux
Protrusion discale	Synd, cellulo-téno-myalgique	Synd. de Baastrup
«Protusion» (sic) discale	Point gachette	

b) Formulations diagnostiques de conditions douloureuses vertébrales causées par des pathologies prouvées et démontrés par des examens spécifiques

Conditions disc. compressives	Synd. de la queue de cheval	Spondylite entéropathique
Sténose canal rachidien	Sténose foraminale	Spondylite psoriasique
Discite	Fibrose périneurale	Spondylite de la mal.de Reiter
Métastases osseuses	Fibrose périradiculaire	Maladie de Paget
Pseudarthrose de greffes	Arachnoïdite	Ostéoporose fracturaire
Spondylolyse (listhésis)	Pachyméningite	
Sinus pilonidal	Maladie de Forestier	
Sténose spinale	Spondylite ankylosante	

Cette liste ne se veut pas exhaustive, mais illustre bien l'encombrement qui règne dans le panier des diagnostics du mal de dos. Néanmoins, en fin de compte, on peut ramener la plupart de ces nombreuses formulations diagnostiques aux deux éléments fondamentaux générateurs de douleur que sont les disques et les facettes articulaires postérieures tout en soulignant leur évolution dégénérative sténosante spinale ou foraminale potentielle responsable de complications compressives. À ce sujet une anecdote amusante mérite d'être rapportée. Un jour, pour taquiner les neurologues, un confrère physiatre avait caricaturé candidement cette simplification diagnostique en affirmant que les neurologues avaient beaucoup de diagnostics, mais peu de traitements et que les physiatres avaient peu de diagnostics, mais beaucoup de traitements.

Le comble de la confusion relève du diagnostic d'entorse lombaire qui confond, le patient qui ne sait pas ce qu'est une entorse lombaire et les médecins qui ne s'entendent pas sur sa définition. Pour certains médecins, ce diagnostic n'existe tout simplement pas sauf en cas d'accident violent avec déchirures ligamentaires habituellement accompagnées de fractures osseuses. Pour d'autres, ce diagnostic sert de fourre-tout où s'entassent toutes les formes de douleur vertébrale le plus souvent à début soudain en forçant, en se cognant le dos, en tombant ou tout simplement en faisant un "faux mouvement". Pour le patient, une fois affublé de ce diagnostic, la condition est perçue comme étant la preuve qu'il s'est blessé au dos alors que le plus souvent, il s'agit de la manifestation d'une défaillance au niveau discal (fissures dégénératives) ou d'une synovite zygapophysaire[33] de sur-usage. Ce sur-usage est généralement le résultat de microtraumatismes causés par des sollicitations répétées et excessives attribuables au manque de prévention posturale comme discuté plus haut dans ce livre. Quoi qu'il en soit, dans la majorité des cas, le pronostic de ces conditions est bon pour ce qui est de la douleur.

La lecture récente dans un rapport d'expertise médicale d'un diagnostic d'"entorse musculaire" (rhomboïdes) augmente d'un cran la confusion qui règne dans la jungle des diagnostics du mal de dos. En effet, un muscle ne peut être l'objet d'une entorse dont le terme ne peut s'appliquer qu'à une articulation. Par ailleurs, à ma connaissance, on n'a jamais identifié dans le cas des maux de dos de déchirures musculaires ni en imagerie médicale ni en exploration chirurgicale. Les muscles peuvent être l'objet de tensions ou de cordons fibromyalgiques secondaires, mais pas de déchirures qui ne peuvent survenir que dans le cadre des traumatismes violents.

Si, dans le passé, on a créé autant d'appellations pour nommer différentes présentations de la lombalgie dite commune ou chronique, c'est qu'on n'en connaissait pas vraiment la cause. Au cours des récentes années, des progrès significatifs ont été réalisés pour identifier la source, le générateur de douleur chez les patients souffrant de lombalgie chronique.

---

[33] Synovite zygapophysaire : inflammation en général d'origine mécanique des articulations vertébrales postérieures.

Ces progrès ne s'adressent toutefois pas aux lombalgies dites aiguës, ou même sub-aiguës dont la durée ne dépasse pas trois mois à moins qu'elles ne soient accompagnées de signaux d'alerte. Dans ces cas, le diagnostic médical se pose sur la base des symptômes et des signes cliniques et souvent sur l'intuition du médecin qui cherche à mettre une étiquette sur une condition douloureuse dont on ne connaît pas la cause. Comme dans la majorité des cas la douleur s'estompe spontanément, le mécanisme causal de la douleur reste basé sur des hypothèses et souvent demeure inconnu.

Dans le cas de lombalgie chronique le justifiant, de nouveaux moyens d'investigation, en particulier la discographie de provocation et différentes techniques de blocs nerveux, ont permis de reconnaître la déchirure discale annulaire comme responsable de 39 % des lombalgies chroniques, l'articulation zygapophysaire de 15 % et l'articulation sacro-iliaque de 15 % ; la proportion d'atteinte zygapophysaire s'accroît de façon significative à un âge plus avancé (Bergeron, Fortin et Leclaire, (2008). Ces données, de plus, ne reflètent pas la situation au niveau dorsal et cervical où la responsabilité zygapophysaire est probablement beaucoup plus élevée. La résonnance magnétique (IRM) a aussi permis de découvrir l'existence, chez environ 5 % des lombalgiques, d'un œdème osseux avec fissurations du cartilage et fractures des travées osseuses sous-chondrales accompagné d'une prolifération de vaisseaux avec libération de facteurs inflammatoires. Il s'agirait d'une réaction osseuse secondaire à un surcroît de contraintes mécaniques surtout compressives au niveau du disque, y causant l'équivalent de fractures de stress. La condition, tout en amorçant un processus dégénératif au niveau du disque, évolue généralement vers la guérison, mais elle peut récidiver.

De toute façon, que l'on utilise ou pas ces méthodes d'investigation, de nombreux cas de lombalgie chronique restent sans diagnostic. De plus, après un ou deux ans de suivi médical avec utilisation des diverses méthodes thérapeutiques disponibles, continuer à médicaliser ces personnes vulnérables devient de l'acharnement thérapeutique. On doit alors en finir avec les traitements passifs. Les efforts thérapeutiques doivent s'orienter dans une autre direction plus conforme à la nature polymorphe de la condition et, en général, avec forte implication psychosociale. C'est bien ici que le cheminement préconisé dans ce livre, c'est-à-dire que la prévention posturale assortie d'un programme d'exercices appropriés, prend toute sa place en synergie avec une approche multidisciplinaire. Le seul espoir pour ces personnes réside dans l'abandon des thérapies passives et l'adoption d'une attitude proactive qui leur permettra de se prendre en mains.

1.2 La prévention posturale

1.2.1 Pathologie versus trouble de la mécanique vertébrale

Dans la population en général, la plus grande confusion règne entre ces deux affections complètement différentes. Pour le médecin, faire comprendre cette différence entre les deux conditions est à la base de l'approche thérapeutique. Pour le citoyen, avoir un mal de dos, c'est être malade ! On le lui a dit. Il fut une époque pas si lointaine – car je l'ai connue durant les années 1960-1970 – où la médecine traditionnelle n'a pas aidé en dramatisant à outrance le mal de dos. Ainsi, sur la foi d'une image myélographique suggestive d'hernie discale présumée responsable de la douleur, mais souvent sans rapport avec la condition clinique, le patient se faisait dire ou interprétait ainsi ce qui lui était dit : « Il faut vous opérer, sinon vous allez paralyser ! ». Heureusement, depuis les années 1980, les choses ont bien changé en particulier avec les progrès de l'imagerie médicale. On s'est d'abord aperçu que la majorité des hernies discales symptomatiques guérissent spontanément. Après l'âge de 20 ans, au niveau lombaire, il y a présence de bombements discaux au moins à un niveau chez la majorité des gens et plus de 20 % de la population est porteuse d'une hernie discale lombaire non symptomatique. Après 60 ans, toujours dans la population asymptomatique, la présence d'une dégénérescence discale à un ou plusieurs niveaux est généralisée et 36 % des gens sont porteurs d'une hernie discale (Boden, Davis, Dina, Patronas et Wiesel, 1990).

L'évolution dégénérative de la colonne ainsi que les accès douloureux périodiques qui l'accompagnent sont aussi normaux qu'assister à l'apparition des rides cutanées ou observer le blanchiment progressif des cheveux. Autrement dit, l'importance de l'agression qu'on impose à notre colonne dans la vie quotidienne fait qu'il serait plutôt anormal de ne pas avoir mal au dos. Bien sûr, des nuances doivent être apportées sur les rares complications possibles comme le syndrome de la queue de cheval, une urgence chirurgicale, et les syndromes compressifs spondylarthrosiques responsables des sténoses spinales et foraminales graves. Basées sur cette vision des problèmes mécaniques de la colonne, les indications chirurgicales se sont grandement raffinées et, en se précisant, ont fait chuter le nombre de cas opérés tout en optimisant les chances de succès opératoire.

Tout être humain adulte en bonne santé a vécu un jour ou l'autre l'expérience d'un mal de dos d'intensité variable selon les gens. On comprend que l'abstention thérapeutique devant cette condition programmée pour guérir spontanément est une nécessité. Cependant, tenter de faire comprendre à un patient qu'avoir mal au dos est normal est une avenue vouée à l'échec si on n'adapte pas le discours explicatif à la capacité de compréhension de chaque personne. Avoir une maladie de la colonne peut être grave, mais présenter un trouble fonctionnel de la mécanique normale de la colonne est anodin et conserve toujours, sauf exception, un bon pronostic avec le temps, même avec une hernie discale. Une fois cette notion comprise, la démédicalisation des problèmes mécaniques de la colonne devrait permettre d'espérer une réduction du caractère morbide relié à cette condition.

1.2.2 Comprendre F_3 ou le rôle des muscles spinaux sur le maintien de l'équilibre

Cette démédicalisation ne veut pas dire que les médecins doivent négliger le sujet ou plus particulièrement les patients qui consultent pour ces problèmes. C'est l'approche médicale traditionnelle qui doit être modifiée. Il s'agit ici d'une nouvelle démarche structurée sur la nécessité d'expliquer au patient en mots simples et adaptés à sa personnalité le complexe de forces qui agressent les surfaces portantes de sa colonne lors des diverses activités normales de la vie quotidienne et plus particulièrement lors de gestes créateurs de leviers de forces. L'utilisation d'un modèle réduit de colonne vertébrale facilite grandement la compréhension en imageant des notions autrement perçues comme abstraites. Par ailleurs, en se référant à la figure suivante présentant de façon simplifiée les forces en cause et particulièrement la force F_3 dont la teneur en diverses positions du tronc est bien documentée au chapitre 2, on peut facilement comprendre le mécanisme de l'amplification du poids des charges par l'effet levier dû à l'éloignement de ces charges de la colonne (figure 16).

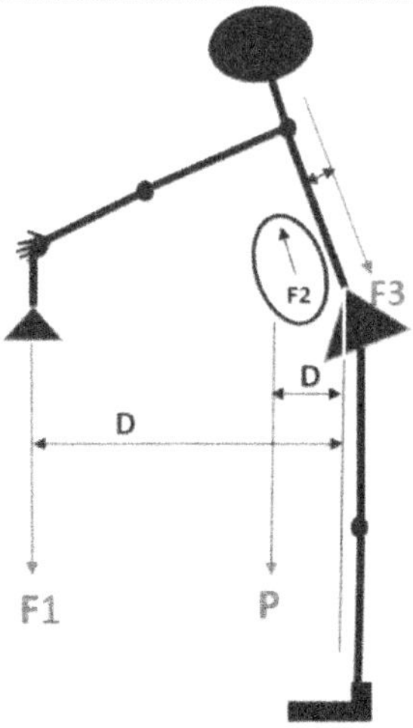

Légende : **P** = **ligne de gravité du poids de la tête, du cou, des membres supérieurs, du tronc au-dessus de L5-S1**
F_1 = **ligne de gravité du poids soutenu**
F_2 = **force de soutien abdominal**
F_3 = **force des muscles compresseurs réflexes de la colonne**

Figure 16 – Complexe de forces gravitaires agressant mécaniquement la colonne (mannequin simplifié)

La force F_3 est primordiale et doit être comprise du patient. Cette force correspond à l'action des muscles spinaux compresseurs. Évidemment, les muscles spinaux sont responsables en synergie avec d'autres muscles du tronc d'assurer la réalisation des divers mouvements du tronc, les flexions antérieures et latérales, les rotations et l'extension. Mais surtout ils sont les principaux acteurs du maintien de l'équilibre grâce à leur action compressive agissant à seulement 5 cm en arrière du centre du disque, le point d'appui ou pivot sur lequel l'équilibre s'établit. En position debout sans appui, tout déplacement de la ligne de gravité de sa position neutre équilibrée, provoque une réaction réflexe de contre-balancement des muscles paravertébraux (F_3) pour maintenir l'équilibre. En d'autres termes, pour permettre au corps de maintenir une position inclinée, il doit y avoir compensation par un effort musculaire réflexe antigravitaire en sens opposé. La proximité du vecteur F_3 de son point d'appui ou pivot exige la production d'une force considérable pour compenser les charges agissant en avant et munies d'un facteur levier important dû à leur éloignement (D) du pivot vertébral. Plus le sujet se penche, plus ces lignes de gravité s'éloignent du tronc exigeant d'autant une augmentation de l'action compressive des muscles spinaux en arrière. Le maintien de la verticalité posturale dépend donc de l'intégrité de ce mécanisme réflexe qui doit impitoyablement comprimer la colonne au cours des activités de la vie quotidienne. Entre les forces qui tirent vers le bas en avant et en arrière des axes de rotation transversaux de la colonne (en ce qui concerne notre étude, il s'agit de l'axe situé au niveau du disque à L5-S1), l'équilibre doit être constant pour permettre les activités lorsque le tronc est en position verticale ou semi verticale. Sans cet équilibre essentiel, dépendant d'ailleurs de l'intégrité des systèmes nerveux central et périphérique, la chute survient irrémédiablement. En somme, F_3 doit tirer en arrière aussi fort que les forces F_1 et P en avant tel qu'observé sur la figure, ces forces étant considérablement amplifiées par un effet de levier dû à leur éloignement du rachis.

Il existe dans la société médicale un débat portant sur l'importance relative de l'effet compressif (F_3) sur le rachis par rapport aux conséquences des mouvements (flexion, rotations) dans la production de lésions ou de blessures vertébrales. Ainsi, Adams *et al.* (2006) soutiennent que même si le mécanisme produisant les lésions spinales relève surtout des mouvements de flexion et de rotations, les forces compressives demeurent néanmoins des responsables majeurs de la fatigue des matériaux spinaux (os, cartilages et disques). Il est important ici de comprendre que les mouvements du rachis réalisés dans des amplitudes physiologiques ne causent pas en soi de dommages à la colonne. C'est lorsque la colonne est soumise à des charges compressives, surtout si ce lestage est répétitif ou prolongé, que ces mouvements deviennent agressants et délétères. En d'autres termes, sans charge sur la colonne, on peut la mobiliser impunément dans toutes les amplitudes physiologiques (sauf en extension à cause de l'implication des articulations zigapophysaires). De là l'importance de prévenir l'ajout de charges sur la colonne. Neutraliser F_3 est donc la clé d'une prévention posturale efficace.

1.2.3 Déduction des conséquences thérapeutiques

À la suite des notions développées plus haut, on comprend qu'en venant au monde l'être humain est condamné à divers degrés de mal de dos au cours de sa vie. Toutefois, en connaissant le mécanisme responsable, il est possible de limiter grandement les dégâts. Malheureusement, à la naissance, la nature ne fournit pas de manuel d'instructions pour expliquer aux gens comment utiliser ce fantastique instrument permettant la bipédie.

Ce manuel d'instructions pourrait être résumé dans cette formule très simple :

$$\downarrow F_3 = \downarrow F_1 + \downarrow P + \uparrow F_2$$

Si on observe bien la figure 16, on imagine facilement l'existence d'une balance dont le pivot est la colonne vertébrale. Dans le plateau de la balance du côté droit du pivot, on trouve F_3. Dans celui de gauche se trouvent F_1 et P, F_1 étant le poids tenu avec les mains et P le poids du corps au-dessus de L5-S1. On comprend que pour diminuer F_3 compresseur, il faut réduire F_1 et P tout en augmentant la valeur de l'arc-boutant, c'est-à-dire l'appui abdominal F_2.

Ainsi, on s'aperçoit que la colonne vertébrale fonctionne à la manière d'une grue (figure 17). Au centre se dresse la tour ou pivot d'appui (colonne vertébrale) munie d'un côté du câble tirant (muscles paravertébraux (F_3) et de l'autre côté du câble de levage avec sa charge (poids du corps (F_4) et de l'objet tenu (F_1). Cependant, à la différence d'une grue dont la tour est fabriquée d'une seule pièce mobile prévue pour supporter les charges, la colonne vertébrale, faite de segments, est vulnérable au niveau de ses articulations. D'où la nécessité de la protéger en appliquant des mesures de prévention appropriées.

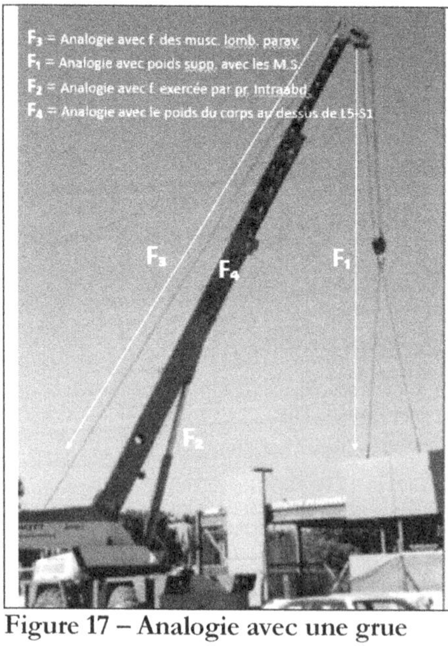

$$(F_3 \times D) + (F_2 \times D) - (F_1 \times D) - (F_4 \times D) = 0$$

En connaissant la valeur de ces forces et leur moment, des calculs permettraient de connaître la charge (R) supportée à la base de la tour correspondant au niveau L5-S1 pour la colonne vertébrale

Figure 17 – Analogie avec une grue

1.2.4 Réduire F_1

Pour réduire F1, il faut toujours prendre les dispositions pour éviter le plus possible de soulever des charges. Plus la charge est lourde, plus la colonne est comprimée. Malgré l'affirmation déjà entendue de la part d'un médecin expert témoignant devant un tribunal affirmant que « la colonne vertébrale est faite pour soulever des charges ! », la résultante mathématique de ce soulèvement ne peut que contribuer à comprimer cette colonne de façon agressante. Si la charge doit être soulevée, il faut réduire le bras de levier D et la rapprocher au maximum du point d'appui c'est-à-dire le pivot vertébral. L'arc-boutement lors d'un effort de soulèvement constitue aussi un moyen efficace de réduire F_3 comme nous le verrons en traitant de la valeur de P.

1.2.5 Réduire P

La charge imposée par le poids du corps P est probablement celle où l'application de mesures posturales de délestage devrait avoir un maximum d'effets préventifs au niveau des surfaces portantes de la colonne. Le poids du corps au-dessus de L5-S1, contrairement au soulèvement ponctuel d'objets, est constamment présent dès que le bipède se verticalise en période d'éveil. Cette présence pondérale s'active en permanence de façon variable selon la position des membres supérieurs et du tronc dans l'espace créant des longueurs de levier différentes au cours des activités de la vie quotidienne qui sollicitent avec acharnement le réflexe compresseur stabilisateur du rachis. C'est ainsi que, depuis les origines de la bipédie, nos comportements posturaux soumettent la colonne à un mécanisme compresseur presque constant dès l'enfance. Donc, pour réduire P, il faut agir sur le facteur "poids corporel" et sur le facteur "bras de levier".

1.2.5.1 Facteur "poids corporel"

Le tableau 6 au chapitre 2 (page 126) décrit M_4, c'est-à-dire le moment résultant de la force exercée par le poids de la partie du corps au-dessus de S1. Ce moment de force est multiplié de façon proportionnelle au degré de flexion du tronc atteignant 1 408 kg-cm pour une personne mesurant 1,75 m et pesant 68 kg. Deux facteurs doivent être considérés : la taille de la personne et son poids.

Les personnes de grande taille dépassant le 1,80 m seraient plus à risque (Adams *et al.*, 2006) de développer un mal de dos pour deux raisons : d'abord, le tronc plus long produit l'allongement du bras de levier entre le point d'appui vertébral et le centre de gravité tel que calculé au tableau 4. En second lieu, ces personnes de grande taille doivent régulièrement se pencher pour avoir accès aux commodités et fonctionnalités adaptées à la taille moyenne (comptoirs, lavabos, etc.). Dans ce contexte, seules les mesures de prévention concernant l'évitement de la posture en flexion (penchée) et le contre-appui, éléments sur lesquels nous reviendrons un peu plus loin, sont aptes à empêcher ce mécanisme et en prévenir les conséquences.

Quant au poids, il est évident qu'on s'adresse ici au surpoids et à l'obésité qui, d'une part, augmentent la charge supportée par la colonne et, d'autre part, en particulier pour les abdomens dits "en obusier", déplacent en avant la ligne de gravité imposant une hyperextension compensatrice dorsolombaire. D'ailleurs, une méta-analyse réalisée en 2010 (Shiri, Karppinen, Leino-Arjas, Solovieva et Viikari-Juntura, 2010) révèle que le surpoids et l'obésité augmentent le risque de développer le mal de dos. En conséquence, un contrôle du poids corporel s'impose.

Un mot sur les gens costauds à qui on demande souvent, parce qu'ils sont forts physiquement, de soulever les charges : « T'es fort toi, lève-moi ça ! » entend-on dire souvent. Et, pour ne pas faire mentir sa réputation, l'homme fort lève et déplace les charges avec fierté jusqu'à ce qu'un jour les forces compressives répétitives appliquées sur les surfaces portantes de sa colonne ne soient responsables de l'apparition de la douleur. Quand le verre est plein, une goutte le fait déborder ! L'intolérance à l'effort physique constitue alors souvent le message que le corps envoie au cerveau, le suppliant d'imposer un comportement préventif.

1.2.5.2 Facteur "bras de levier"

Clairement établi au tableau 4 (page 25), l'allongement du bras de levier au gré du mouvement de flexion dorsolombaire de 0° à 90° augmente dramatiquement la charge imposée à la colonne lombaire. Pour éviter la création de ce bras de levier de façon répétitive, des modifications posturales s'imposent lors des activités de la vie quotidienne. Cette prévention doit devenir un véritable réflexe de protection posturale. Trois moyens sont disponibles pour réaliser cette prévention : la flexion des membres inférieurs, la proximité des membres supérieurs et le contre-appui.

Flexion des membres inférieurs – Pour rejoindre un objet situé bas ou sur le sol, fléchir les membres inférieurs ou même carrément prendre la position accroupie est une avenue réaliste s'il n'y a pas d'empêchement comme la présence d'une arthropathie inflammatoire ou dégénérative des hanches ou des genoux. Sans déplacement vers l'avant du centre de gravité de l'ensemble tronc-cou-tête-membres supérieurs, la compression vertébrale par mécanisme de levier ne se produit pas.

La flexion des membres inférieurs présente un autre avantage non négligeable. Reportons-nous au chapitre 2, à la section 2.4 intitulée "Rôle des articulations postérieures (zygapophysaires)". Cette section nous indique que ces articulations sont soumises à des compressions très variables en fonction de plusieurs facteurs posturaux et discaux dégénératifs. Parmi les facteurs posturaux, la lordose lombaire ou l'attitude lordotique de la colonne lombaire aura une influence marquée sur l'importance de cette compression qui augmentera au rythme de son accroissement. Or, en position debout et verticale ou en position de décubitus ventral ou dorsal, les genoux et hanches en extension, la lordose lombaire s'accroît et donc s'accroît aussi l'importance de la compression au niveau des articulations zygapophysaires. Que de gens se lèvent le matin courbaturés au niveau du dos à cause de cette position durant le sommeil. La position debout et verticale statique tend à produire le même effet. Il y a donc avantage, surtout dans les postures statiques, à garder les membres inférieurs ou à tout le moins un des membres inférieurs en position de flexion. Ce simple petit geste provoque un effet de rotation du bassin sur le plan transversal, ce qui entraîne une réduction de la lordose lombaire et du même coup une réduction de l'effet compressif au niveau des articulations postérieures. Il faut donc recommander une position de décubitus latéral pour les membres inférieurs en flexion ou, si l'on préfère dormir sur le dos, installer un oreiller ou coussin sous les genoux pour les garder en flexion. Lors d'activités en position debout statique, par exemple au comptoir, pourquoi ne pas mettre le pied sur un tabouret ou sur le rebord de la tablette du bas ?

Les Québécois aiment bien passer du temps assis dans leur automobile, s'accommodant parfaitement des temps d'attente interminables dans les bouchons des réseaux routiers urbains et périurbains toujours de plus en plus denses. Dans cette position, on aime bien l'allure "sportive" et l'aspect décontracté que produit le déplacement du siège vers l'arrière, ce qui produit un éloignement du volant et un certain degré d'extension des membres inférieurs et offre une posture qui aurait l'air moins "pépère" et valorisée socialement. Cependant, du même coup, on réduit la flexion des hanches ainsi que la position cyphosée lombaire[34]. Pourtant, cette position est bénéfique pour les articulations zygapophysaires puisqu'elle les dégage de toute compression sans pour autant induire de dommage aux disques. En conséquence, en voiture, se rapprocher du volant protège mécaniquement les articulations postérieures et réduit les risques de courbatures dorsolombaires lors de déplacements sur une longue distance ou dans les bouchons de circulation. Joindre un appui intermittent avec l'un ou l'autre des membres supérieurs sur le rebord de la fenêtre à gauche ou sur le siège ou le bras de frein à droite ne peut qu'ajouter un élément de protection posturale supplémentaire.

Un autre exemple de la position dite "en flexion" de la hanche survient à l'occasion d'une station debout prolongée lorsque le sujet place un pied sur un tabouret, une chaise ou une marche d'escalier. Cette posture réalise un double effet préventif, d'abord par le maintien d'une rétroversion du bassin imprimant une poussée cyphosante sur la colonne lombaire et, en plaçant l'avant-bras sur la cuisse, elle permet un contre-appui supportant le tronc. De plus, la cuisse étant appuyée contre la paroi abdominale, il se crée une certaine augmentation de la pression intra-abdominale optimisant cet effet d'appui. Bien sûr, ce geste ne respecte pas les normes de bienséance de la société à cet égard. Il est facile de réaliser que ce sont surtout les hommes qui se permettent d'adopter cette posture et personne ne se permettrait une telle inconvenance dans un chic salon. Quoi qu'il en soit, on fait ce qu'on peut et on intègre cette mesure dans nos comportements préventifs quand on le peut décemment.

Proximité des membres supérieurs – Les membres supérieurs sont une autre composante importante du facteur "bras de levier". Le poids des membres supérieurs étant d'environ 7 kg, il importe de ne pas négliger leur impact compressif sur le rachis. Il faut donc les garder près du tronc ou, à tout le moins, tendre à tenir les coudes près du tronc et du pivot vertébral. Tout objet tenu avec les membres supérieurs doit aussi être gardé à proximité du tronc et du pivot vertébral. Ainsi les membres

---

[34] Position cyphosée lombaire : position où la flexion des hanches permet à la courbure lordotique lombaire de s'inverser légèrement tout en dégageant les articulations postérieures

supérieurs et ce que tiennent les mains ne se transforment pas en fardeau pour la colonne.

Contre-appui – Nous venons de voir qu'en agissant par divers moyens sur la longueur du bras de levier, nous pouvons réduire la charge appliquée sur la colonne lombaire au cours des activités de la vie quotidienne. Mais il existe un moyen non seulement de réduire, mais d'éliminer complètement ce mécanisme multiplicateur de charge reconnu comme dommageable sur les structures portantes. Ce moyen, à la portée de tous, s'appelle le contre-appui, geste historiquement honni par une humanité consciente et imbue de sa supériorité posturale sur les quadrupèdes inférieurs appelés avec mépris "les bêtes". Ainsi, depuis des millénaires, les êtres humains transmettent à leurs enfants cet héritage culturel voulant que l'appui rabaisse l'humain à la bestialité et doive être proscrit. Dès lors, le subconscient contient le message que s'appuyer est synonyme de s'avachir et constitue un geste indigne de la supériorité de l'être humain dont la verticalité est un signe de distinction. Se "tenir debout" fait partie de la dignité humaine : « Tiens-toi droit ! », « T'es tout croche ! », « Enlève tes coudes de la table ! », « Arrête de t'appuyer ! » ou encore « Arrête de t'avachir! » entend-on souvent de la part de parents bien intentionnés.

Quand on aperçoit de telles postures chez une personne, on pense aussitôt à de la nonchalance et à la paresse. On ne verrait pas, par exemple, un tel comportement chez une personne allant postuler pour un emploi sous peine d'un échec assuré de sa candidature. Pourtant, l'appui, soit directement au niveau du tronc, soit par le biais des membres supérieurs, s'avère le plus efficace moyen de libérer la colonne vertébrale de cette charge indue. Observez bien les postures adoptées spontanément par de jeunes enfants (figure 18) avant qu'on ait eu le temps de leur inculquer "les bonnes manières". C'est sans surprise que vous constaterez leur propension spontanée à soutenir constamment leur corps en appliquant inconsciemment les consignes de prévention recommandées dans ce texte et rationnellement déduites des calculs de charges déjà effectués dans les tableaux 16 à 27.

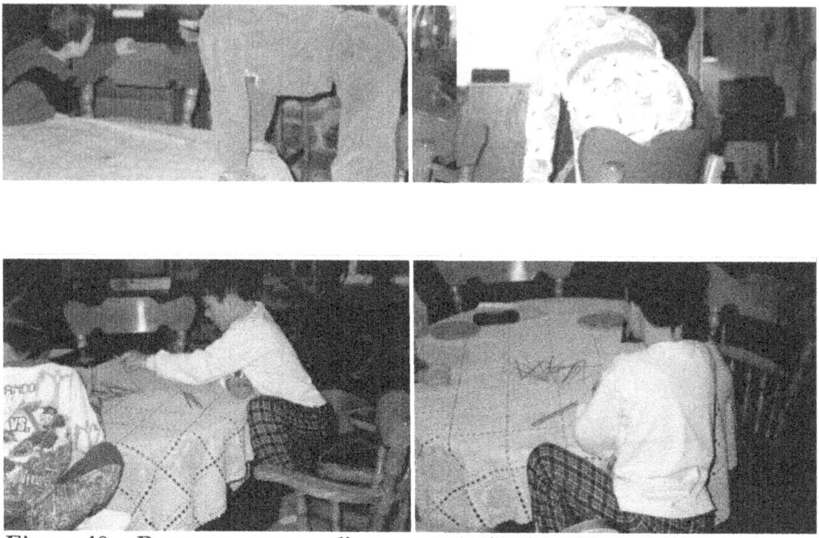

Figure 18 – Bonnes postures d'appu et de flexion des membres inférieurs adoptées naturellement et spontanément par les enfants

Tout appui sur une structure stable empêchant le rachis d'avoir à maintenir l'équilibre permet une décharge même si l'appui est bas situé sous le centre de gravité du corps. Le seul besoin de maintenir l'équilibre sans appui exige la contraction réflexe proportionnée des muscles stabilisateurs compressifs du tronc. Toutefois, plus l'appui est haut situé, plus il est efficace. Le délestage est proportionnel au degré d'appui. Un appui partiel produit un délestage partiel et un appui complet produit un délestage complet. Le sujet doit comprendre et sentir que si l'appui cède soudainement, il chute. Les membres supérieurs et diverses parties du tronc sont mis à contribution pour réaliser cette opération de délestage. Tout objet stable dans l'entourage immédiat du sujet peut servir d'appui. Murs, ameublement, parois diverses, barres, poteaux, comptoirs, tablettes ou même un instrument tenu avec les mains comme une pelle ou un râteau ne s'abîmeront pas d'un transfert de poids et ne se plaindront pas. Dès qu'il se penche, le sujet doit devenir créatif d'appuis divers et les rechercher instinctivement en les adaptant aux circonstances et à l'environnement immédiat.

Voici un certain nombre d'exemples illustrant diverses formes d'appuis.

- **Comptoirs** : debout, au comptoir de cuisine ou de la salle de bain, l'appui se fait sur le comptoir au niveau des hanches ou de la région abdominale inférieure sans oublier la flexion de la hanche en mettant le pied sur la tablette du bas (voir précédemment la section "Flexion des membres inférieurs"). Pour avoir accès à un objet bas situé ou sur le sol, la position de génuflexion est recommandée. Si le membre supérieur droit est utilisé, le coude ou l'avant-bras gauche prend appui sur la cuisse gauche et l'inverse en cas d'emploi du membre supérieur gauche.

- **Étagère** : pour saisir un objet sur une étagère ou dans une armoire de cuisine en hauteur, il y a nécessité d'un contre-appui avec le membre supérieur du côté opposé. Même chose pour accéder à un objet au bas d'une étagère en position penchée à moins que l'on utilise la méthode "génuflexion" décrite plus haut et tout à fait appropriée dans cette circonstance.

- **Voiture** : en voiture, surtout pour les longs trajets, on a vu plus haut l'importance de la position de flexion optimale des membres inférieurs, mais malgré l'existence d'un dossier de siège, en l'absence d'appui-bras, il faut rechercher le contre-appui avec l'un ou l'autre des membres supérieurs sur le siège du passager ou sur le bras du frein à main à droite, ou encore sur une saillie de la porte ou avec le coude sur le rebord de la fenêtre à gauche.

- **Debout** : il arrive souvent que des personnes prennent la position debout lors de rencontres et de conversations prolongées. Quoi de mieux alors, comme le font spontanément certains hommes, que de fléchir un des membres inférieurs en mettant le pied sur une chaise ou une marche d'escalier ou tout autre objet approprié et en appuyant l'avant-bras sur la cuisse fléchie ! Toutefois, ce geste ne répond pas aux normes des bonnes manières dans notre société et est même frappé d'un interdit chez les femmes. Soulignons cependant que le présent texte n'enseigne pas les convenances ; il apprend à prévenir le mal de dos.

- **Position debout statique *versus* marche** : nous avons tous éprouvé une certaine gêne lorsque nous sommes obligés à garder une position statique immobile durant un certain temps et en même temps, une propension, une incitation intuitive à vouloir bouger et se déplacer. Bien sûr, dans le cas d'un syndrome douloureux aigu avec spasme et posture antalgique, particulièrement dans les cas de conflit disco-radiculaire ou disco-duremérien, tout mouvement du rachis, si minime soit-il, est fortement douloureux et oblige le sujet à garder le tronc immobile en position de décharge gravitaire. À l'opposé toutefois, un syndrome douloureux lombaire chronique souvent qualifié de lombalgie posturale, car la douleur est augmentée à l'effort et en position penchée surtout à la phase de redressement, sera aggravé par la position debout statique et sera souvent soulagé par la marche. Comment expliquer ce phénomène maintes fois décrit en clinique de dos ?

J'émets l'hypothèse suivante. Le célèbre professeur français Armand Trousseau (1801-1867) disait à propos du parkingsonien qu'il paraissait courir après son centre de gravité. En effet, c'est exactement ce qui se passe à la marche. On sait que la ligne de gravité d'une personne adulte en position debout traverse les quatre courbures vertébrales en avant des cyphoses et derrière les lordoses. Or, pour amorcer un déplacement, le sujet se penche légèrement en déplaçant la ligne de gravité en avant et ce déplacement en avant de la ligne de gravité persiste aussi longtemps que le sujet marche. Tout se passe alors posturalement comme si le sujet s'appuyait sur sa ligne de gravité avec effet de décharge sur le rachis. Cependant, je n'ai pu trouver de modèle mathématique pouvant permettre de calculer l'importance en matière de poids de cette décharge susceptible d'expliquer le mieux-être ressenti à la marche par rapport à la position debout statique.

Y aurait-il un effet "vélo" ? On connaît la capacité d'une bicyclette à se tenir à la verticale lorsqu'elle roule seule, sans conducteur. La bicyclette maintient alors spontanément son équilibre contrairement à la position d'arrêt où elle nécessite un appui pour ne pas tomber. Cette stabilisation se réalise par un mécanisme nommé "chasse" (Bilodeau, 2017), c'est-à-dire la distance entre le point de contact au sol de la roue avant et la projection au sol de l'axe du pivot de fourche. Ce mécanisme ressemble étrangement à celui de la marche chez l'être humain où la "chasse" correspond à la distance entre le pied en contact avec le sol et la projection au sol de la ligne de gravité déplacée en avant du marcheur. Lors de la marche, l'inclinaison vers l'avant du tronc déplace la ligne de gravité et oblige le marcheur à s'y appuyer pour avancer. Cet appui élimine probablement en partie la nécessité de maintenir l'équilibre par l'action compressive coordonnée des muscles du tronc, soulageant ainsi les surfaces portantes discales et apophysaires. Il n'y a pas de doute, par ailleurs, que la légère flexion du tronc nécessaire pour déplacer la ligne de gravité vers l'avant produit un effet légèrement cyphosant sur la colonne lombaire, dégageant avantageusement les articulations postérieures.

- **Assis devant l'ordinateur** : l'ordinateur est aujourd'hui omniprésent dans les postes de travail. Sans appui pour les membres supérieurs, les longues heures passées à pianoter sur le clavier imposent une charge légère mais prolongée à la colonne vertébrale surtout si le clavier est trop éloigné de la ligne de gravité du corps. Les membres supérieurs doivent donc demeurer rapprochés du tronc avec les épaules en position de repos à 0°, les coudes fléchis à 90° et les avant-bras soutenus par des accoudoirs (Baillargeon et Tougas, 2005).

Tirer ou pousser – Déplacer des objets mobiles comme des chariots, transpalettes ou toutes autres structures sur roulettes ou mobilisées par glissement fait partie des tâches quotidiennes de tout le monde, mais en particulier d'un grand nombre de travailleurs en usine, dans les hôpitaux et dans de multiples autres milieux de travail. Pour ce faire, on peut tirer ou pousser l'objet.

Prenons l'exemple d'un chariot sur roulettes fréquemment utilisé dans les milieux hospitaliers. Pour déplacer un tel objet offrant une résistance, il faut une force suffisante pour la vaincre. Quand la personne pousse l'objet avec ses membres supérieurs, elle doit stabiliser son corps sinon c'est celui-ci qui reculera sous l'effet de la force exercée par la résistance du chariot. Pour réaliser cette stabilisation en poussant, les abdominaux doivent se contracter. Par contre, si la personne tire sur le chariot, ce sont les muscles dorsolombaires qui devront agir en comprimant la colonne vertébrale pour que cette dernière soit en mesure de vaincre la résistance du chariot. En poussant, l'action des muscles abdominaux se déclenche de façon réflexe, mais en cas de résistance plus grande de l'objet à déplacer la personne peut volontairement surcontracter ses muscles abdominaux pour s'assurer de plus de protection et éviter l'hyperlordose susceptible de survenir en pareille circonstance (figure 19).

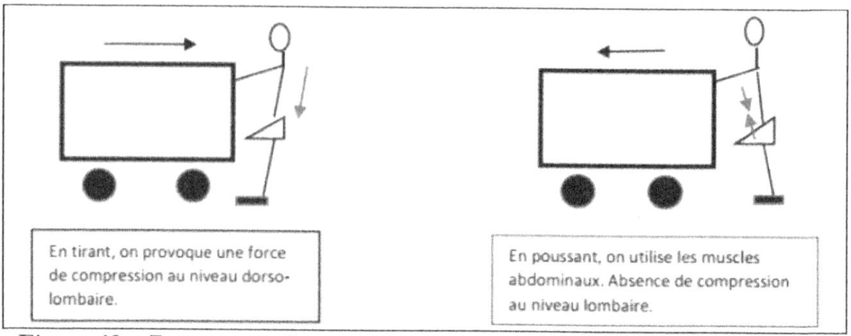

Figure 19 – Pousser ou tirer un chariot

Il est donc toujours préférable de pousser plutôt que de tirer. Le poids du corps doit aussi être mis à contribution. En laissant la ligne de gravité du corps se projeter vers l'objet à déplacer en s'y appuyant, on fait d'une pierre deux coups : le poids du corps contribue à la propulsion de l'objet tout en réduisant la charge compressive sur la colonne. Mais attention ! En procédant ainsi, il faut à tout prix éviter de se placer en position d'hyperlordose lombaire. En tout temps, la personne ou le travailleur doit éviter d'associer la rotation à l'action de pousser, car on sait que le couplage compression et rotation sur la colonne est connu pour provoquer des contraintes mécaniques sévères sur les disques et les articulations postérieures et s'avère responsable de la plupart des blessures à la colonne en de telles circonstances.

Posture en position couchée – Je n'élaborerai pas ici sur la question de la qualité des matelas qui ont une influence certaine sur le confort postural pendant le sommeil. L'abondante publicité à cet égard le fait très bien. Soulignons cependant qu'il y a controverse dans la société quant au degré de fermeté que doit avoir le matelas sur lequel nous passons près du tiers de notre vie. Une étude publiée dans la revue *The Lancet* en 2003 (Kovacs, Abraira, Peña, Martin-Rodriguez, Sánchez-Vera *et al.*, 2003) conclut à l'avantage d'utiliser un matelas semi-ferme pour les personnes souffrant de douleurs lombaires chroniques. Pour ma part, j'ai un préjugé favorable privilégiant les matelas plutôt fermes, soutenus par un sommier rigide empêchant la production d'un effet hamac qui crée une position scoliotique prolongée délétère sur le plan postural durant le sommeil.

La position couchée offre un avantage incontestable pour la colonne en la déchargeant du poids gravitaire. Il faut cependant mentionner que, même en position couchée, il y a maintien d'une charge sur les disques et articulations de la colonne lombaire calculée à 30 kg par Nachemson (1975) et causée par le tonus musculaire normal et la stabilisation ligamentaire. Il s'agit d'une charge minimale et non nocive dans les positions physiologiques. Attention cependant aux positions non physiologiques où les muscles antéverseurs du bassin, surtout s'ils sont rétractés par déconditionnement (voir section présentant des exercices), en particulier le psoas-iliaque, le droit antérieur et les muscles spinaux, produisent une tension lordosante en décubitus dorsal ou ventral, membres inférieurs en extension (couché à plat sur le dos ou sur le ventre). En fait, dans cette situation, l'ensemble de la colonne se cambre et les courbures lordotiques se creusent au point de provoquer une irritation des facettes articulaires suffisante pour produire une douleur lombaire chez les sujets fragiles ou une sensation de courbature le matin au lever. Ce problème est particulièrement présent chez les personnes consommant sédatifs, somnifères et antidépresseurs, ces médicaments inhibant les réflexes spontanés de modification posturale nocturne.

En conséquence, le décubitus latéral rappelant la position foetale doit être privilégié. L'ajout d'un oreiller entre les deux genoux augmente le confort. De nombreuses variantes existent comme le décubitus dorsal avec les membres inférieurs en flexion ou une position semi-latérale avec un des membres inférieurs en flexion. En position de décubitus dorsal, membres inférieurs en flexion, un oreiller peut être placé sous les cuisses. En décubitus ventral, l'oreiller peut être glissé sous le ventre pour réduire la lordose lombaire.

Réduire F_l et P = Comportement préventif – Ces quelques notions décrivent l'essentiel, mais ne constituent pas un inventaire exhaustif de l'ensemble des mesures de prévention posturale pouvant être mises en application par une personne. De nombreuses et variables situations à risque sont rencontrées dans la vie quotidienne nécessitant une adaptation continuelle des divers moyens de prévention décrits plus haut. Cette adaptation doit devenir réflexe, intuitive, continuelle et circonstancielle, et tenir compte du milieu physique environnant et du travail à effectuer. La plupart du temps, on peut et on doit combiner les mesures de contre-appui et de flexion des hanches et les synchroniser selon les circonstances. Appliquer ces mesures de façon naturelle et spontanée, un peu comme le font intuitivement les enfants, n'aura aucun caractère déplacé ou désagréable socialement malgré la consigne traditionnelle imposant la rectitude posturale du corps. Ne jamais oublier que prendre une position penchée avec appui ne présente aucun problème puisqu'il n'y a pas de charge sur la colonne. Voici donc en documents photographiques quelques exemples de mesures préventives en diverses circonstances.

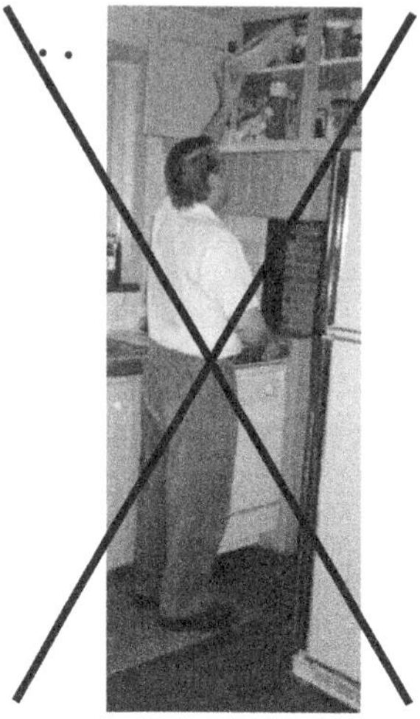

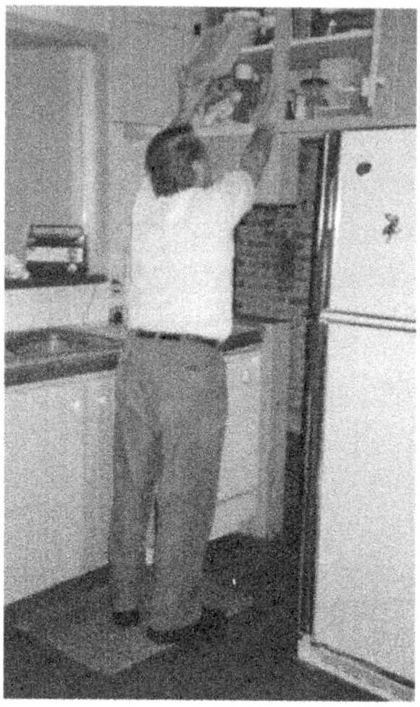

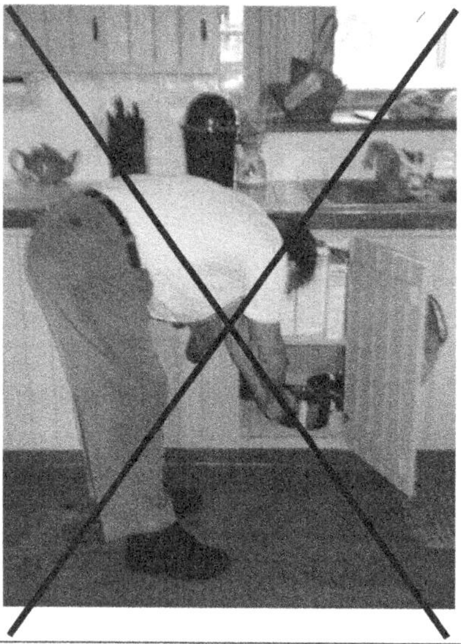

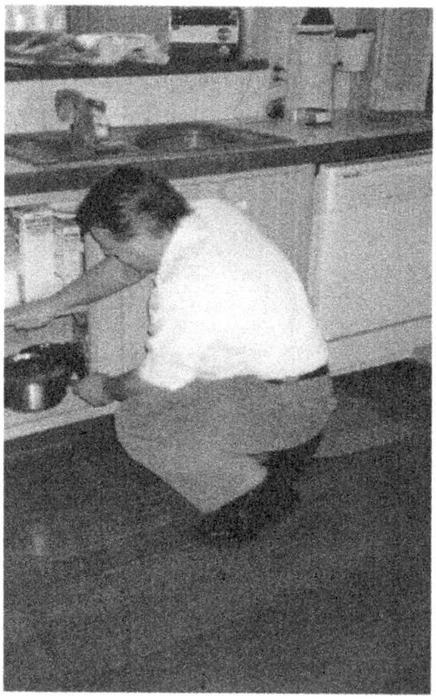

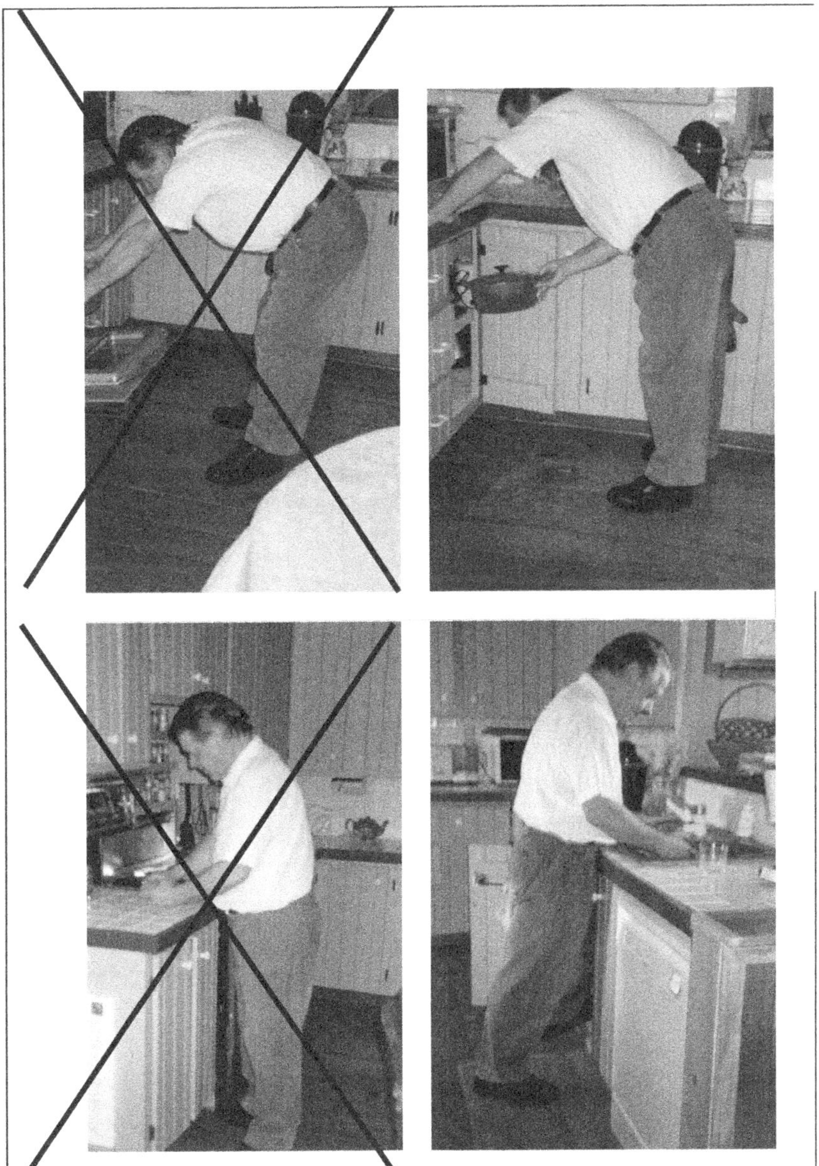

Sans appui	entre appuyé sur le rebord du com toir et pied sur tablette pour flexio

Figure 20 – Activités dans la cuisine

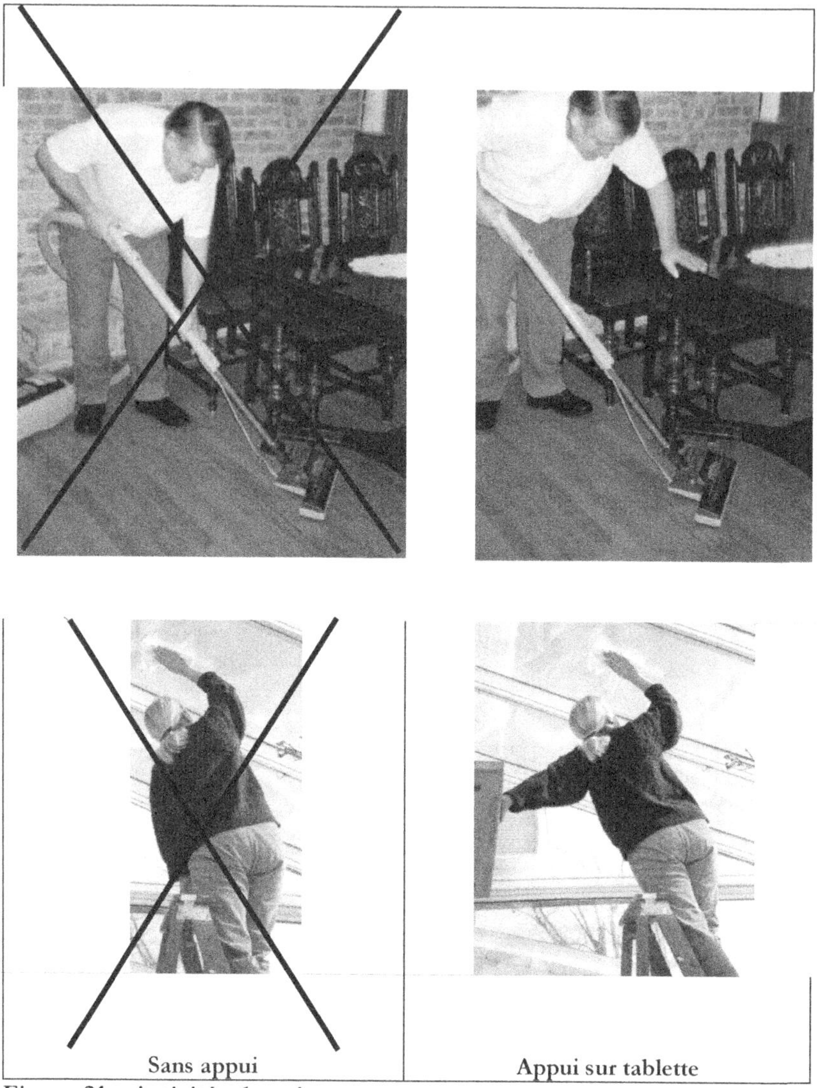

Figure 21 – Activités de ménage

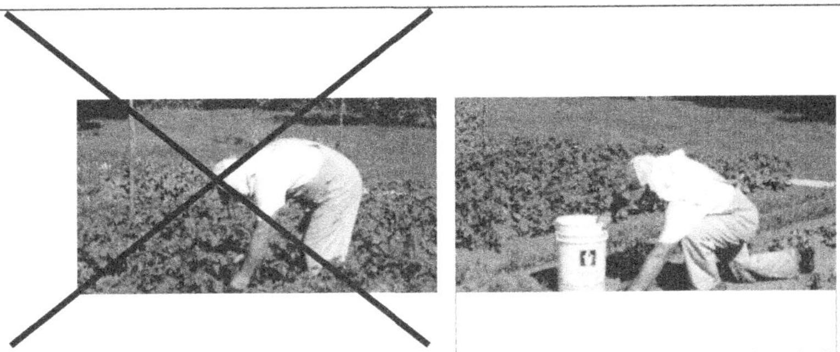

Penché sans appui

Appui et flexion du membre infé
rieur gauche

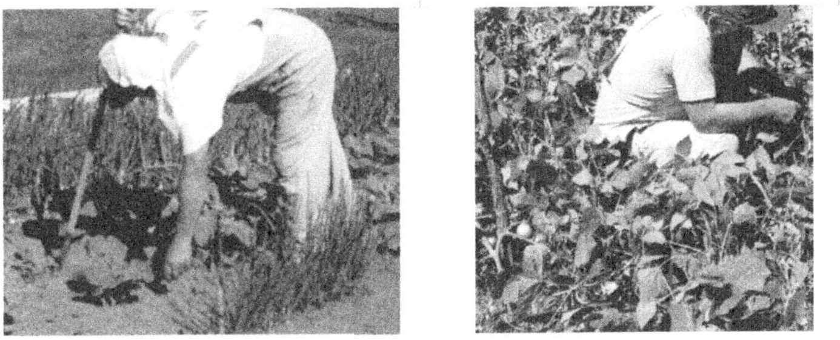

Figure

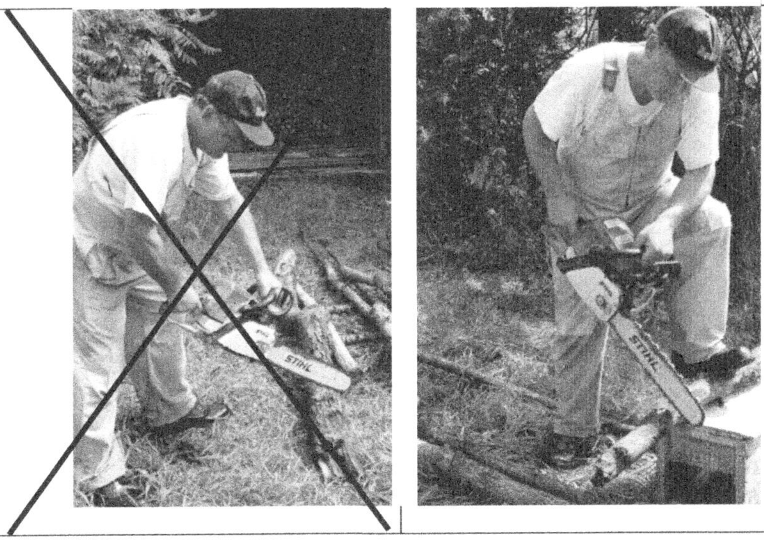

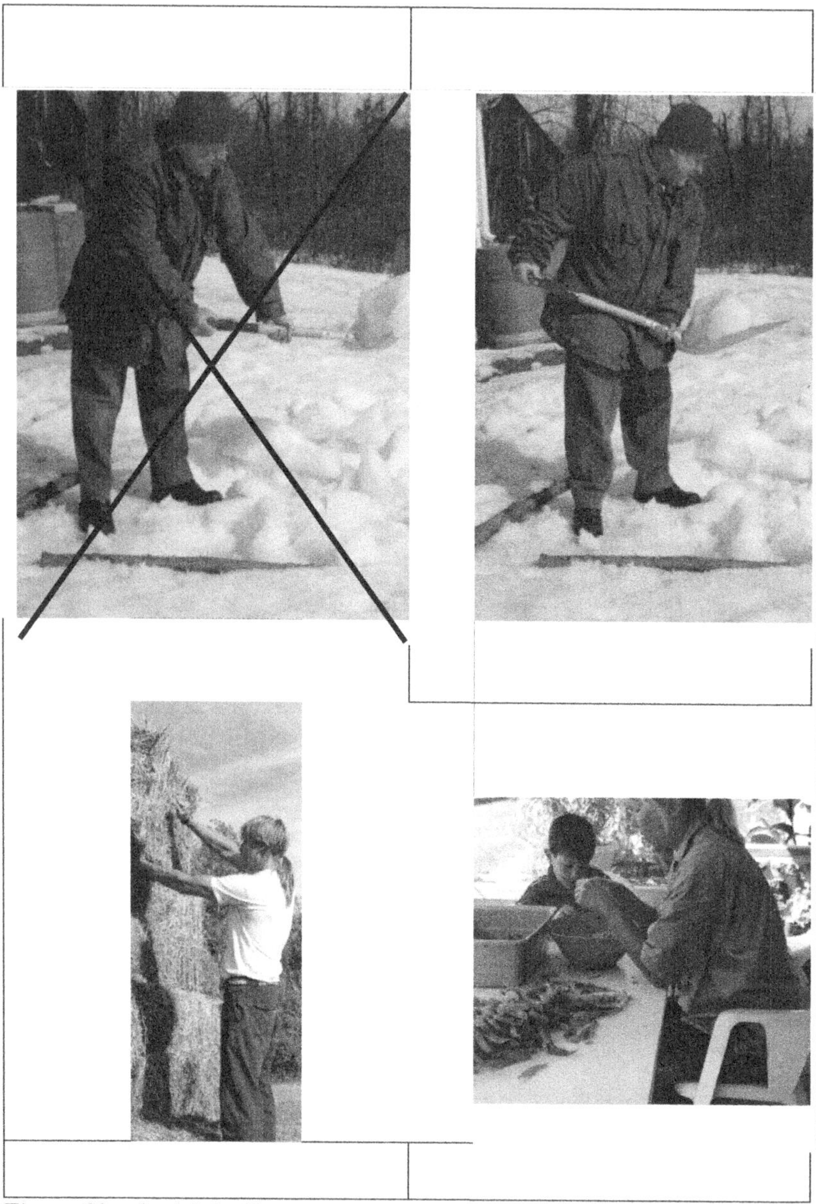

Figure 23 – Activités diverses

L'adoption d'un mode de vie basé sur cette prévention devrait permettre une réduction significative de la morbidité reliée au mal de dos. En outre, c'est souvent l'effet cumulatif des agressions mécaniques silencieuses qui engendre l'épisode douloureux aigu. C'est aussi l'effet cumulatif des diverses mesures de protection posturales qui produit l'effet préventif. En d'autres termes, en appliquant des mesures de prévention posturale sur une base régulière, on met en banque un capital de protection qui permet à la colonne, en cas de besoin, de prélever des intérêts qui l'autorisent de façon occasionnelle à tricher impunément sur les principes de prévention décrits plus haut.

L'argument le plus souvent rencontré à l'encontre de l'application de ces principes de prévention posturale consiste à dire et à répandre la notion voulant que le manque de sollicitation compressive sur le rachis atrophie les structures portantes osseuses, discales, musculaires et ligamentaires et les rende moins résistantes et plus fragiles. On préconise au contraire "d'endurcir la colonne". J'ai déjà entendu un expert médical témoigner devant le tribunal de la convenance pour la colonne vertébrale de soulever et porter des charges : « La colonne et les disques, c'est fait pour porter des charges » a-t-il conclu. À mon avis, cet argument est tout à fait erroné. Je lui oppose d'ailleurs cette affirmation tirée de la documentation scientifique (Adams *et al.*, 2006) et reprise dans *Pathologie médicale de l'appareil locomoteur* (Bergeron *et al.*, 2008) à l'effet qu'un faible niveau d'activité est aussi dommageable qu'un niveau élevé de sollicitations ou, comme le dit l'adage, « Trop, c'est comme pas assez ! ». Ainsi, appliquer dans les activités courantes de la vie quotidienne ou au travail les mesures de prévention posturale pour la colonne ainsi que préconisées et décrites dans les paragraphes précédents est loin de favoriser l'inactivité ou l'atrophie des structures. Au contraire, agir en prévenant les agressions mécaniques sur la colonne permet plus d'activités sur de plus longues périodes sans inconforts vertébraux limitatifs.

1.2.6 Augmenter F_2

En se reportant à la figure 16 (mannequin simplifié, page 72), on s'aperçoit que F_2, ou force de soutien abdominal, est le seul élément intrinsèque capable de réduire partiellement la charge gravitaire supportée par la colonne. F_2, tel que décrit par Morris, Lucas et Bresler (1961) au chapitre 2 (p. 18-19), est une force de résistance antigravitaire engendrée par la pression intra-abdominale (PIA). Nous disposons de deux mesures pour augmenter F_2 : posséder de bons muscles abdominaux et le port d'une orthèse lombo-sacrée.

1.2.6.1 Les muscles abdominaux

Les muscles abdominaux transverses et, à un degré moindre, les obliques sont responsables de la création et du maintien de la PIA. Selon les calculs de Morris, Lucas et Bresler (*Ibid.*), le soutien abdominal du rachis, grâce à cette PIA, déleste la colonne lombaire jusqu'à environ 30 % de la charge lorsqu'un sujet soulève un poids de 90 kg. Toujours selon les mêmes calculs, ce délestage est nécessaire, car la charge imposée à la colonne par ce soulèvement dépasserait la capacité structurale des vertèbres avec production de fractures le plus souvent au niveau des plateaux vertébraux. Il y a donc tout lieu de croire qu'une musculature abdominale forte, capable de soutenir une bonne PIA, est en mesure de réduire le niveau de compression appliqué sur la colonne lombaire lors des activités de la vie quotidienne et en particulier lors du soulèvement de fardeaux lourds. On ne peut ici passer sous silence le fait que les muscles abdominaux, pris dans leur ensemble, ont tendance à créer un moment de flexion du tronc et génèrent en conséquence un effet compressif sur la colonne. Toutefois, Morris, Lucas et Bresler ont quantifié cet effet compressif (voir les pages 17-19 au chapitre 2) qu'on peut alors soustraire de la force de délestage par la PIA pour s'apercevoir qu'on obtient un gain net. D'ailleurs, Adams *et al.* (2006) paraissent cautionner cette assertion en émettant l'hypothèse qu'un sujet, de façon réflexe, puisse recruter sélectivement le muscle transverse lors d'un effort, un muscle qui n'a que des fibres transversales et donc qui ne génère aucun effet compressif sur la colonne.

Ici, j'émets l'hypothèse d'un effet arc-boutant de la musculature abdominale. En effet, toutes ces considérations sur le support créé par la PIA ne tiennent pas compte de ce mur presque rigide formé par les muscles abdominaux contractés. Les muscles abdominaux sont, de par leur nature, des tissus mous et peuvent donc difficilement être qualifiés de rigides. Cependant, lorsque contractés, ils peuvent être assimilés à un mur semi-rigide et ainsi offrir un appui passif antérieur et latéral agissant en synergie avec le support créé par la PIA.

Nicolaï Bogduk (2005) rapporte :

> Les études cliniques ont montré que, malgré le fait que les muscles abdominaux sont plus faibles que la normale chez les patients lombalgiques, la pression abdominale n'est pas différente. De plus, le renforcement des muscles abdominaux chez les personnes normales et chez les patients lombalgiques

> n'a pas d'influence sur la pression intra-abdominale lors du soulèvement (p. 159).

Si c'est le cas, il faut donc envisager un autre mécanisme capable de décharger la colonne vertébrale d'une partie de la contrainte compressive survenant lors du soulèvement de charges. On peut alors postuler l'existence d'un rôle de soutien joué par les muscles de la paroi abdominale devenus presque rigides par contraction lors d'un soulèvement de charges. Les muscles grands droits abdominaux, non contributifs pour augmenter la PIA, sont alors très capables, lorsque contractés, de servir d'appui antérieur et latéral passif entre le thorax et le bassin et réduire ainsi l'effet compressif survenant sur la colonne lors d'un soulèvement de charge et au cours des activités de la vie quotidienne.

Pour prouver l'existence de cet appui passif, il faudrait pouvoir mesurer la pression intra-discale au niveau lombaire inférieur lors de soulèvements de charges chez des sujets à forte musculature abdominale et des sujets à faible musculature abdominale. Quoiqu'il en soit, le constat d'une faiblesse relative de la musculature abdominale chez les patients lombalgiques doit nous inciter à récupérer et conserver des muscles abdominaux forts et performant. Et, malgré l'affirmation précédente, il ne fait aucun doute dans mon esprit que les muscles abdominaux transverses ou à composante transverse demeurent essentiels pour assurer le maintien d'une PIA efficace et nous incite à recommander fortement aux vertébralgiques d'inclure dans leur régime thérapeutique un programme régulier d'exercices de renforcement des muscles abdominaux[35].

Le message s'adresse d'ailleurs aussi à la population en général à titre préventif. Ces programmes de conditionnement du dos ont fait la preuve de leur efficacité au niveau des écrits scientifiques. La plupart des revues systématiques de la documentation à ce sujet le confirment (Bigos, Holland, Holland, Webster, Battie *et al.*, 2009 ; Linton et van Tulder, 2001 ; Maher, 2000). La deuxième section de ce chapitre traitera spécifiquement de l'enseignement du programme d'exercice et des principes posturaux qui sous-tendent le choix de ces exercices.

Les muscles abdominaux ont aussi un rôle à jouer lorsque la colonne vertébrale est soumise à des vibrations de basse fréquence. L'effet nocif des vibrations de basse fréquence sur la colonne vertébrale est bien connu surtout dans le milieu de la santé au travail. Nous avons décrit

---

[35] Voir la section sur les exercices.

plus haut[36] les mesures posturales à adopter lors de la conduite d'un véhicule automobile. Nous nous devons ici d'ajouter le commentaire suivant. Les muscles abdominaux et le support abdominal ont ici un rôle important à jouer lorsqu'un véhicule motorisé subit des secousses à cause d'une chaussée raboteuse ou trouée de nids-de-poule. Dans une telle situation il faut s'habituer à contracter de façon réflexe sa musculature abdominale pour neutraliser, en l'absorbant, une bonne partie de l'énergie compressive répétitive développée sur le tronc lors des contrecoups subis par le véhicule dans lequel ont pris place le conducteur et les passagers pour éviter que toute cette énergie ne se concentre sur la colonne. Ne pas oublier en même temps de maintenir la colonne cervicale en position de redressement.

1.2.6.2 Le corset lombaire (ou orthèse lombaire)

Nous allons aborder cette question en trois points : un préambule, une revue sommaire de la documentation, des indications et l'ordonnance d'une orthèse lombaire.

Préambule – L'utilisation de supports vertébraux très variés par les êtres humains remonte à l'Antiquité, mais c'est surtout depuis plus de deux cents ans, profitant de l'invention de nouveaux matériaux, que se sont développés des modèles plus sophistiqués.

Il existe deux grandes catégories d'appareils de soutien vertébral : les appareils correctifs, utilisés pour tenter de prévenir ou réduire les déformations vertébrales cypho-lordo-roto-scoliotiques et, en second lieu, les supports visant à contrôler la douleur, à prévenir les blessures vertébrales ou à compenser une faiblesse de la musculature du tronc. Cette deuxième catégorie nous concerne dans le présent ouvrage et ces appareils peuvent s'adresser à divers niveaux du rachis, en particulier, dans le cas présent, au niveau dorsolombaire ou lombosacré, mettant de côté les appareils à prétention sacro-iliaque ou trochantérienne non pertinents dans le contexte de la perspective abordée dans ce livre. On parle ici de ceintures, corsets ou orthèses, ces deux derniers termes étant ici privilégiés. Il existe des modèles hauts dits dorso-lombaires et des modèles bas appelés lombosacrés. Ces supports peuvent être flexibles, semi-rigides et rigides, et être composés de divers matériaux ou d'une combinaison

---

[36] Voir la sous-section 1.2.5.2, pages 77-78 : Facteurs "bras de levier".

de ces matériaux : tissus, cuir, métal, plastique, néoprène, etc. Ils peuvent être confectionnés avec une armature rigide ou semi-rigide ou avoir un système de stabilisation par pression d'air (gonflable). En général, dans le cas des problèmes douloureux mécaniques du rachis, on utilise les modèles semi-rigides alliant les qualités de soutien, de bonne adaptation morphologique et de stabilisation. Tous ont cependant comme objectif principal d'augmenter la pression intra-abdominale pour diminuer F_3 en neutralisant l'action compressive des muscles stabilisateurs du tronc. Les orthèses à armature rigide conservent tout de même leurs indications dans les cas d'instabilité majeure, de fractures vertébrales traumatiques, ostéoporotiques ou métastatiques et pour le contrôle de la douleur de certaines conditions de spondylite. De nombreux noms propres affublent divers modèles d'orthèse du tronc, mais, en général, il est préférable d'en faire la description détaillée lors de la rédaction d'une ordonnance médicale à cet effet.

Revue sommaire de la documentation scientifique – Depuis une vingtaine d'années, de nombreuses études cliniques ont été réalisées en vue d'évaluer l'efficacité des orthèses lombaires et de tenter de justifier leur utilisation fréquente dans la pratique médicale. Certains auteurs comme Robert Maigne (1980) recommandent l'utilisation d'orthèses lombaires en certaines circonstances dans le cas des formes aiguës de douleur lombaire. En contrepartie, d'autres auteurs comme Nicolai Bogduk (2005) proscrivent radicalement leur usage tant en prévention qu'en traitement des douleurs lombaires chroniques. Ce dernier est toutefois muet sur cette question dans le cas des douleurs aiguës non spécifiques. À partir de la table de références de Bogduk, j'ai identifié au hasard sept articles faisant état de revues systématiques de la littérature portant sur des études d'efficacité des soutiens lombaires (Ammendolia, Kerr et Bombardier, 2005 ; Bigos, Holland, Holland, Webster, Battie *et al.*, 2009 ; Linton et van Tulder, 2001 ; Maher, 2000 ; van Duijvenbode, Jellema, van Poppel et van Tulder, 2008 ; van Poppel, Koes, Smid et Bouter, 1997 ; van Tulder, Jellema, van Poppel, Nachemson et Bouter, 2007) en mode préventif et une étude en mode thérapeutique (van Duijvenbode, Jellema, van Poppel et van Tulder, 2008). Une dernière étude clinique randomisée par groupes (Kraus, Schaffler, Rice, Maroosis et Harper, 2002) en évalue l'effet préventif sur une cohorte de travailleurs et conclut à une légère réduction des blessures lombaires dans le groupe où les travailleurs ont été munis d'un support lombaire, mais l'avantage est peu significatif.

Mauvaise nouvelle pour les tenants de l'utilisation de soutiens ou d'orthèses lombaires ! L'ensemble de ces revues systématiques démontre que ces appareils ne sont pas plus efficaces que l'absence d'intervention dans le cas des lombalgies non spécifiques. Toutefois, cette conclusion générale est le plus souvent grandement nuancée par des observations critiquant la crédibilité des articles sélectionnés suite à l'analyse des critères de qualité. Voici les commentaires retrouvés à cet effet (traduction libre) :

- Nécessité d'une meilleure qualité méthodologique des études avant d'émettre des conclusions définitives quant à l'efficacité des supports lombaires (van Poppel, Koes, Smid et Bouter, 1997).

- Nécessité d'améliorer la qualité méthodologique des études sur les maux de dos (Linton et van Tulder, 2001).

- Absence d'études de qualité ne permettant pas d'émettre une conclusion claire sur l'utilisation des ceintures lombaires (Ammendolia, Kerr et Bombardier, 2005).

- Nécessité de produire d'autres études randomisées et de meilleure qualité pour évaluer l'efficacité des supports lombaires (van Duijvenbode, Jellema, van Poppel et van Tulder, 2008 ; van Tulder, Jellema, van Poppel, Nachemson et Bouter, 2007).

- Nécessité d'apprécier les conclusions de cette revue de la documentation scientifique avec prudence en raison de la faible qualité de nombreuses études (Kraus, Schaffler, Rice, Maroosis et Harper, 2002).

Cependant, la principale critique que je formule à l'égard de ces études concerne l'utilisation systématique d'un modèle d'orthèse pour tous les participants et l'absence d'adaptation individuelle de l'appareil par un médecin ou une personne compétente en ce domaine. La méthodologie, la sélection des participants et le protocole de ces travaux s'adressent à un groupe de personnes dit à risque et sont conçus dans un moule qui est le même pour tous : aucune sélection des sujets susceptibles d'être aidés par ces orthèses lombaires ; un modèle d'orthèse identique ; peu ou pas d'informations sur la façon de l'installer ; pas de détails sur l'horaire et les circonstances d'utilisation ; pas de questionnement sur le degré de confort des appareils. Bien sûr, on ne peut reprocher aux auteurs de produire des études dont les résultats sont basés sur des données comparables. Cette systématisation semble nécessaire pour assurer une fiabilité statistique et obtenir des résultats probants et reproductibles, mais en négligeant l'adaptation individuelle on perd en efficacité thérapeutique et préventive.

Avec ces commentaires pratiquement unanimes faisant état de la piètre qualité des études portant sur l'efficacité des orthèses lombaires, on se retrouve un peu à la case zéro et on ne sait toujours pas si, scientifiquement, les médecins ont raison ou pas de prescrire ces aides techniques pour prévenir ou soulager les maux de dos.

Indication et ordonnance d'une orthèse lombaire – À mon avis, il y a une place pour l'utilisation de ces appareils dans l'arsenal thérapeutique disponible pour contrôler les douleurs lombaires. Mais certaines conditions s'imposent pour en permettre l'efficacité. S'il y a un domaine où la médecine s'avère autant un art qu'une science, c'est bien dans l'ordonnance d'une orthèse lombaire. Chaque lombalgie est un cas d'espèce et l'orthèse lombaire doit être adaptée à chacun. L'indication de prescrire une orthèse lombaire est complexe : la sélection des sujets susceptibles d'être aidés, l'évolution de la condition, l'importance de la douleur, la cause discale ou articulaire postérieure, la présence ou non d'une irradiation, le genre de travail effectué, les circonstances d'aggravation ou de soulagement de la douleur, l'opinion de la personne impliquée, le degré de confort lors de l'essayage sont tous des facteurs à apprécier lors de l'évaluation de l'indication.

L'appareil de soutien lombaire doit être en mesure d'empêcher les mouvements extrêmes et de soutenir l'abdomen pour le transformer en un cylindre semi-rigide capable d'absorber jusqu'à 30 % de la charge appliquée sur la colonne lombaire tel que démontré par Morris, Lucas et Bresner (1961, p. 347). Les corsets souples ou semi-rigides sont aptes à atteindre ces objectifs, les seconds devant être privilégiés, car ils constituent un juste milieu entre une stabilisation complète, inappropriée dans le cadre des indications discutées ici, et l'absence de soutien performant.

Le modèle de corset doit être choisi en tenant compte du niveau de la douleur, de la morphologie du sujet et en fonction du confort lors de l'essayage, ainsi que de la facilité pour la personne de l'installer et de l'enlever. C'est en clinique d'orthèse, en présence de l'orthésiste, que cette étape doit être franchie. Il m'est arrivé souvent de refuser de prescrire le corset après essayage si je ne le jugeais pas indiqué. En l'absence d'une sensation de confort et de soutien bienfaisant lors de l'essayage, il ne doit pas être recommandé. Des explications et informations sur la façon de porter un corset lombaire doivent être fournies au patient. À quel niveau lombaire l'installer ? J'ai vu des gens porter le corset trop haut, ce qui a pour effet de repousser les viscères vers le bas, ce qu'il faut éviter. Le mur abdominal du corset doit être bas situé et couvrir la portion inférieure de l'abdomen, en refoulant légèrement les viscères vers le haut, sous peine d'être inefficace. En général, un corset lombaire ne doit pas être porté en continu toute la journée. L'horaire d'utilisation doit être discuté avec explications sur les moments les plus appropriés au cours de la journée pour l'endosser, généralement lors des périodes ou circonstances à risque qu'on identifie avec la personne. L'utilisation d'une orthèse lombaire doit le plus souvent s'accompagner d'un programme d'exercices de conditionnement du dos adapté à chaque personne (voir la section 2.2, "Introduction à un programme d'exercices"). Dans le cas de l'adjonction d'une orthèse lombaire au traitement d'une douleur lombaire active, en plus de l'application des consignes décrites plus haut, il faut prévoir gérer un sevrage progressif lors de l'amélioration de la condition.

Inconvénients – Quelques inconvénients peuvent être associés au port d'un corset lombaire :

- Une augmentation de la pression intraabdominale exagérée pourrait entraver en partie la circulation veineuse (veine cave, veines iliaques externes et internes).

- Une atrophie et faiblesse secondaire de la musculature du tronc peut survenir dans le cas du port prolongé de l'appareil.

- Il y a aussi le risque d'une mobilité accrue au niveau du segment spinal sus-jacent au rebord supérieur de l'orthèse avec création d'une contrainte mécanique pouvant être responsable de douleur à ce niveau ainsi qu'une modification du patron de marche avec augmentation de la dépense d'énergie (Licht, 1966).

Ces inconvénients peuvent être contrôlés, dans le cadre des indications discutées ici, par l'utilisation d'orthèses semi-rigides, en informant le sujet du degré de pression à appliquer en installant l'orthèse, en portant l'orthèse de façon discontinue selon les activités et recommandations médicales et en effectuant quotidiennement le programme d'exercices prescrit. De cette façon, les avantages d'utiliser une orthèse lombaire dépassent de beaucoup les inconvénients potentiels contrôlables.

Un cas de syndrome de Prune Belly – Le mécanisme du maintien optimal de la courbure lordotique lombaire dite normale est décrit à la section 2 du présent chapitre où l'on traite de l'enseignement d'un programme rationnel d'exercices. Ce mécanisme implique une bonne musculature abdominale capable de produire une rétroversion compensatrice du bassin face aux puissants muscles antéverseurs et donc lordotiques lombaires. Une insuffisance de la musculature abdominale, principalement au niveau des grands droits et à un degré moindre des obliques, prévient la rétroversion du bassin et abandonne la colonne lombaire aux puissantes forces d'antéversion : la gravité, les muscles spinaux et autres muscles antéverseurs avec comme conséquence une posture lordotique lombaire excessive. Le syndrome de Prune Belly (ou syndrome de Eagle-Barrett) (Diao, Diao, Fall, Ngom, Fall *et al.*, 2008) illustre bien cette situation. En traduction libre, on parle de "ventre de pruneau", car l'hypoplasie de la paroi abdominale laisse paraître la forme des anses intestinales donnant au ventre un aspect fripé de pruneau séché (*prune* en anglais).

Il s'agit d'une anomalie congénitale rare touchant presque exclusivement les garçons et possiblement d'origine génétique. Le syndrome est caractérisé par une triade dysmorphique comprenant une aplasie des muscles de la paroi abdominale, une cryptorchidie[37] et des malformations des voies urinaires avec insuffisance rénale souvent responsable, dans les cas les plus graves, de l'*exitus* prématuré. L'absence consécutive de stabilisation du tronc crée chez le sujet des problèmes de locomotion et une importante hyperlordose lombaire par insuffisance de rétroversion du bassin.

J'aimerais rapporter ici le cas de ce jeune homme de 21 ans porteur de ce syndrome avec hyperlordose lombaire, difficultés de locomotion et douleurs lombaires importantes (figures 24 et 25).

---

[37] Cryptorchidie : malformation congénitale caractérisée par la non descente des testicules (ectopie) dans le scrotum.

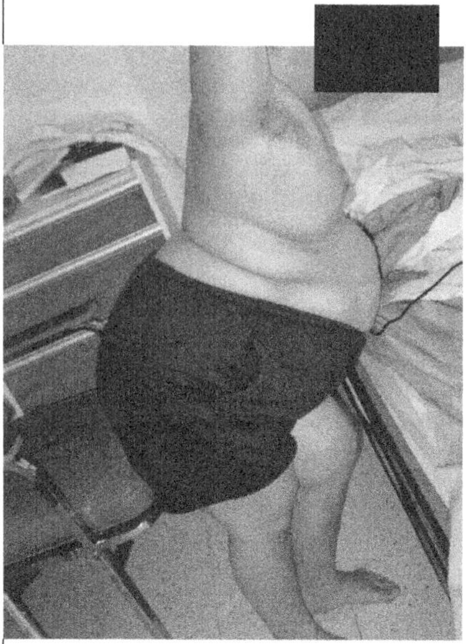

Figure 24 – Syndrome de Prune belly chez un homme de 21 ans

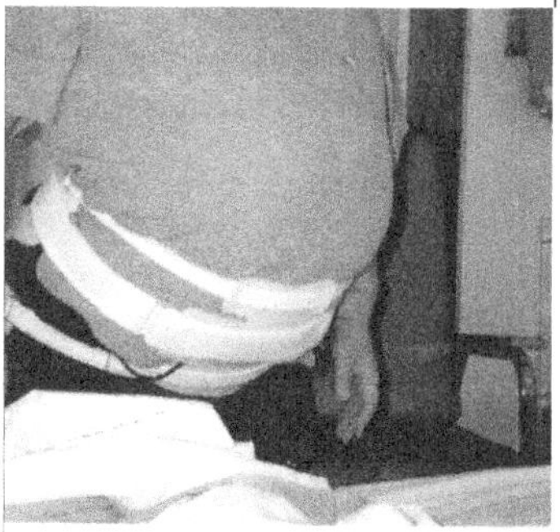

d'une orthèse lombaire avec ature rigide en plastique ılé

Dans le contexte d'une dialyse pour insuffisance rénale dans un centre hospitalier régional, il avait été dirigé en physiatrie pour ses douleurs lombaires. Sur les photographies avant et après appareillage avec une orthèse lombaire à armature rigide en plastique moulé, on voit que cette dernière a contribué à une amélioration de la posture lordotique lombaire. Grâce à cette stabilisation du tronc et à l'utilisation d'une marchette (déambulateur) son autonomie à la marche s'est aussi améliorée. Dans ce contexte et quelques injections cortisonées facettaires, les douleurs lombaires ont pu être contrôlées de façon satisfaisante.

2. Enseignement d'un programme rationnel d'exercices de rééducation et de conditionnement vertébral

2.1 Préambule

À la naissance, l'enfant ne possède qu'une courbure vertébrale à convexité dorsale. Le processus de verticalisation génère par la suite les quatre courbures caractéristiques, dont la lordose lombaire. L'importance de cette courbure lordotique va varier d'une personne à l'autre et son maintien dépend d'un équilibre entre l'état des muscles lordotiques produisant une antéversion du bassin[38] et les muscles antilordotiques responsables d'une rétroversion du bassin (figure 26). Nous l'identifierons comme étant "l'équilibre postural lombo-pelvien". Une perturbation de cet équilibre survient dans le déconditionnement qui se manifeste par l'apparition d'une faiblesse des muscles abdominaux et des muscles fessiers et par l'installation de rétractions musculaires au niveau des muscles spinaux, des psoas-iliaques, et des ischio-jambiers. Contrer ce déconditionnement demeure la base du programme d'exercices de rééducation lombaire.

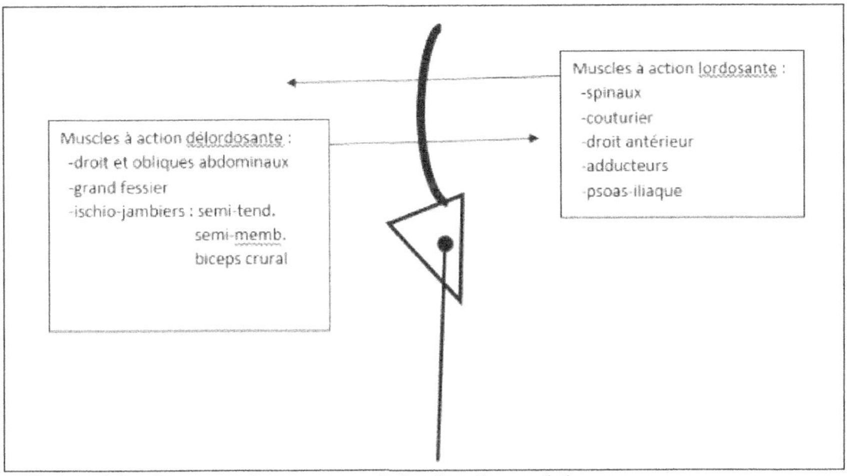

Figure 26 – Le complexe musculaire lombo-pelvien

2.1.1 Muscles lordosants

Les muscles spinaux constituent le principal groupe musculaire antéverseur lordotique. En dehors de la position de décubitus, ces muscles sont constamment sollicités pour stabiliser le tronc en position verticale en exerçant comme nous l'avons plus haut une compression longitudinale sur le rachis. Cette stabilisation verticale, en libérant les membres supérieurs, permet à l'être humain la réalisation des diverses activités de sa vie quotidienne. Leur surutilisation en fait des muscles extrêmement puissants, capables en certaines circonstances de comprimer la colonne

38 Antéversion-rétroversion du bassin : inclinaison du bassin vers l'avant ou vers l'arrière.

au point de provoquer des fractures de corps vertébraux. Avec le temps, ils ont tendance à se rétracter imprimant une antéversion au bassin avec effet lordosant sur la colonne lombaire.

Le psoas-iliaque est un muscle fléchisseur de la hanche. Ses points d'ancrage sur les vertèbres lombaires et la fosse iliaque en font un important muscle lordosant. Comme il a tendance à se rétracter avec le temps, on assiste à l'installation d'une contracture en flexion aux hanches amplifiant son effet lordosant lombaire.

Enfin, la rétraction des muscles droit antérieur, couturier et des adducteurs n'a qu'un effet contributif au mécanisme lordosant des muscles spinaux et psoas-iliaque.

2.1.2 Muscles délordosants

Le grand droit et les obliques abdominaux normaux ont le pouvoir de compenser l'effet lordotique des muscles spinaux grâce à leur capacité de produire une rétroversion du bassin. L'installation d'une faiblesse progressive de ces muscles associée à la sédentarité rompt cet équilibre indispensable au maintien d'une bonne stabilité vertébrale. Si on ajoute une défaillance des muscles transverses, principaux responsables du maintien de la pression intraabdominale, on voit à quel point une faiblesse de la musculature abdominale (voir la section sur la biomécanique au chapitre 2) peut s'avérer nocive sur la capacité fonctionnelle de la colonne et favoriser son évolution dégénérative.

Le grand fessier est un important contributeur de la verticalisation en soutenant bien sûr l'extension de la hanche, mais aussi en ayant un effet rétroverseur sur le bassin. Sa faiblesse par déconditionnement ne peut donc qu'être délétère sur l'équilibre postural lombo-pelvien.

Restent les ischio-jambiers, ces trois muscles de l'arrière-cuisse qui vont de l'ischion au condyle tibial interne pour le semi-tendineux et le semi-membraneux et à la tête du péroné pour le biceps crural. Ces muscles contribuent à la rétroversion du bassin, mais leur principal défaut dans le cadre du déconditionnement est leur tendance marquée à se rétracter (figure 27).

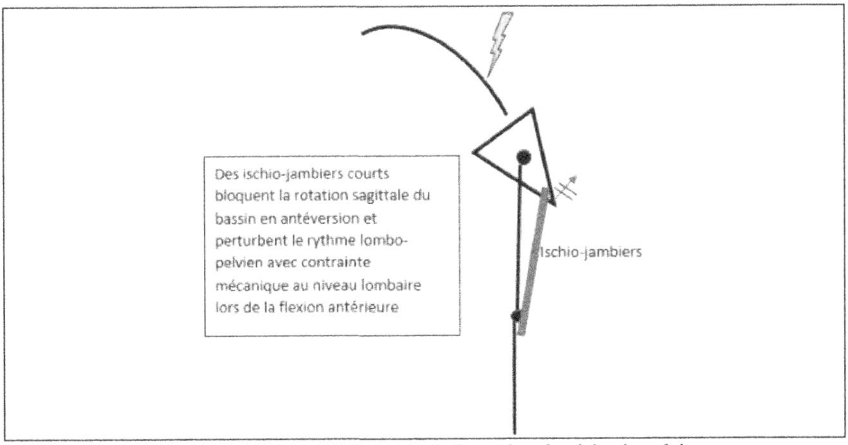

Figure 27 – Conséquences de la rétraction des ischio-jambiers

En tirant sur l'ischion, ce muscle force le bassin en rétroversion. Dans le contexte d'une rétraction avec raccourcissement de ce muscle, le rythme lombo-pelvien, impliqué dans le mouvement global de flexion du tronc, est perturbé. En effet, on sait que 40 % de la flexion lombaire se réalise au niveau des hanches avec antéversion du bassin. Or, cette antéversion du bassin est bloquée par la rétraction des ischio-jambiers qui imposent une contrainte mécanique importante au niveau lombaire lors de la flexion du tronc.

Progressivement, avec le déconditionnement, les forces lordotiques prédominantes vont contribuer à produire des rétractions des ligaments vertébraux postérieurs amplifiant l'effet casse-noisette dont nous avons parlé plus haut (voir au chapitre 2 les pages 41-42).

Un programme de rééducation lombaire, pour être efficace, doit donc tenir compte de cette physiologie musculaire qui, soumise aux forces de la gravité au cours de la vie humaine, entraîne des perturbations mécaniques au niveau de l'équilibre postural lombo-pelvien. Hors la prévention posturale abordée plus haut, seul un programme d'exercices cohérent et adapté à chacun peut prétendre atténuer cette évolution inexorable.

2.2 Introduction à un programme d'exercices

L'objectif fondamental d'un programme de rééducation du dos vise à combattre les effets du déconditionnement du tronc vers lequel évoluent à un rythme variable, mais inexorablement, la plupart des êtres humains. Ce déconditionnement du tronc se manifeste principalement par une faiblesse des muscles abdominaux et fessiers et par une rétraction des muscles spinaux lombaires et cervicaux, du psoas-iliaque, du couturier et du droit antérieur avec comme conséquence une tendance lordotique lombaire et cyphotique dorsale. S'ensuit une rétraction des structures ligamentaires lombaires et cervicales postérieures. Un raccourcissement des ischio-jambiers et des gastrocnémiens[39] complète la chaîne de déconditionnement. Pour contrer ces manifestations de déconditionnement, le programme d'exercices devra donc prévoir le renforcement des muscles affaiblis et l'étirement des rétractions musculo-tendineuses et ligamentaires. En conséquence, pour "renforcer le dos", il faut renforcer les muscles abdominaux et étirer les muscles spinaux. Renforcer les muscles spinaux dorsolombaires, déjà puissants, très sollicités et rétractés, ne fait, à mon avis qu'aggraver le problème de déséquilibre postural lombo-pelvien. Selon les personnes, certains éléments du déséquilibre postural lombo-pelvien vont prédominer par rapport à d'autres, obligeant à faire un examen du système locomoteur minutieux avant toute recommandation d'exercices. Le prescripteur devra ainsi adapter le programme d'exercices à la situation de chacun.

Cette adaptation individuelle devra aussi tenir compte de plusieurs autres facteurs, en particulier la personnalité du candidat, sa motivation, son âge, sa capacité physique, son emploi du temps. Un programme d'exercices prévus pour un asthmatique ou un insuffisant cardiaque ne sera pas le même que celui recommandé à une personne en bonne santé. Une personne soumise à un horaire de travail régulier n'a pas la même disponibilité pour réaliser un programme d'exercices qu'une personne retraitée. Le gain secondaire apparaît-il comme étant le motif de la consultation ? Dans ce contexte, quel désappointement pour le médecin qui investit temps et énergie en explications et enseignements auprès d'un prétendu lombalgique pour comprendre en fin de consultation que la personne n'a rien compris et ne voulait qu'un arrêt de travail, formulaire d'assurance invalidité à l'appui !

---

[39] Gastrocnémiens : muscles jumeaux de la jambe, puissants fléchisseurs de la cheville.

Au premier abord, je n'ai pas d'objection majeure à l'égard des "classes de dos", popularisées par divers services hospitaliers de physiothérapie. Réaliser un programme d'exercices en groupe avec d'autres personnes présentant des problèmes semblables peut avoir un effet motivant. Ma seule réticence concerne le défaut d'une adaptation individuelle des programmes. Tout le monde fait la même chose, les mêmes exercices, dans les mêmes positions. Les "classes de dos" sont probablement très valables dans un contexte de prévention. Chez les patients symptomatiques, une adaptation plus personnalisée doit être envisagée.

Voici en sept points les principes qui doivent guider la planification d'un programme de rééducation vertébrale adapté à chaque cas :

1- La règle de la non-douleur : les exercices vertébraux ne doivent pas être douloureux, du moins, ne pas reproduire ou intensifier la douleur habituellement ressentie. Bien sûr, l'inconfort relié à l'étirement musculo-tendineux est normal et il faut l'accepter. Par contre, un exercice de bascule du bassin douloureux dans le contexte d'une hernie discale doit être proscrit tant que cette dernière est symptomatique. Une autre possibilité est de réaliser le mouvement, mais dans l'arc non douloureux seulement et progresser en restant "en arrière de la douleur".

   Ceci nous amène à parler des exercices dans le contexte de l'hernie discale. Les exercices que nous allons présenter sont indiqués dans deux situations : à titre préventif chez les personnes qui ne sont pas particulièrement affectées par un problème de mal de dos, puis dans les cas de lombalgie dite non spécifique. Dans un contexte de hernie discale en phase aiguë ou subaiguë, en général, la plupart de ces exercices provoqueront de la douleur et ne seront pas indiqués. Il faut alors attendre la phase de récupération, en général plus d'un mois, pour amorcer, puis réaliser progressivement les exercices, tout en maintenant, durant cette période symptomatique, un niveau minimal d'activité, principalement la marche avec appui si nécessaire. On ne peut alors qu'espérer une disparition et une absence durable des manifestations comme cela survient dans la majorité des hernies discales symptomatiques. Il nous paraît alors logique de penser qu'un bon programme d'exercices de rééducation lombaire apte à augmenter la capacité fonctionnelle vertébrale, puis l'introduction dans la vie quotidienne d'une prévention posturale adéquate permettra de contrôler la situation et d'empêcher de nouvelles manifestations d'hernie discale.

2- Durée des sessions d'exercices : la réalisation du programme d'exercices recommandé doit prendre un temps raisonnable. Il faut être réaliste sur le temps qu'on peut se permettre d'investir dans cette tâche. L'enthousiasme du début peut faire oublier qu'on a autre chose à faire dans la vie quotidienne. Planifier un programme élaboré d'exercices, d'une durée trop longue, est voué à l'abandon éventuel par manque de temps. Sélectionner trois ou quatre exercices ciblant des objectifs précis, pouvant être réalisés en quelques minutes, me paraît plus compatible avec une assiduité indispensable à l'obtention d'une amélioration de la condition.

3- Posture décontractée : les exercices doivent être réalisés dans un contexte de détente et de décontraction du corps. En général tous les exercices sont effectués en position couchée, quadrupède ou accompagnés d'une forme quelconque d'appui pour éviter tout effet de gravité sur les articulations vertébrales lors des divers mouvements. Le positionnement du corps sur un tapis d'exercice au sol est préférable à l'utilisation d'un matelas de lit qui n'offre pas de points d'appui stables. Les mouvements doivent être souples et amorcés lentement. Le plus souvent, qu'il s'agisse d'étirement ou de renforcement, l'effort effectué doit être maintenu pendant quelques secondes pour favoriser le remodelage tissulaire espéré et l'effet trophique musculaire. Il faut éviter les mouvements brusques ou les à-coups.

4- Répétition : toujours pour favoriser le remodelage tissulaire des structures ciblées, chacun des exercices doit être répété un minimum de cinq à dix fois au cours de la session et les sessions d'exercices doivent être répétées quotidiennement.

5- La colonne vertébrale, une unité physiologique : la colonne vertébrale est constituée d'une charpente de quatre courbures formant une unité fonctionnelle et chacune des parties influence et est influencée par les autres segments. Ainsi le positionnement cervical lors des exercices à visée lombaire est de prime importance comme nous le verrons plus loin. Ou encore, les exercices cyphosants doivent sélectionner les lordoses et activer la musculature qui permet d'exclure la cyphose dorsale.

6- Équipement nécessaire : il existe sur le marché une abondance d'appareils divers pour assister les gens qui s'engagent dans un programme d'exercices de rééducation vertébrale ayant comme objectif la prévention ou le soulagement des maux de dos. Mis à part le tapis d'exercice, la plupart de ces appareils sont inutiles et même, à l'occasion, nuisibles. Les exercices vertébraux ne nécessitent l'assistance d'aucune quincaillerie. Justifier le coût de l'achat d'un de ces appareils demeure souvent la principale motivation à son utilisation qui ne remplacera jamais l'assiduité à la réalisation d'un programme d'exercices appropriés et choisis selon les données de l'examen clinique et les critères physiologiques décrits plus haut. Aucun équipement n'est donc nécessaire.

7- Sélection des exercices : un examen physique minutieux du système locomoteur doit être effectué par le médecin avant la prescription de tout programme d'exercices. Les exercices doivent cibler des objectifs précis déterminés par les informations obtenues grâce à cet examen. Ces objectifs peuvent être atteints à l'aide de nombreux exercices réalisés de diverses façons. Je n'entends pas présenter ici une liste exhaustive de tous les exercices pouvant être réalisés pour chacun des objectifs fixés et dont seule la position de départ varie. Ainsi, pour atteindre l'objectif d'étirement des ischio-jambiers, de nombreux exercices ont été mis au point et sont réalisables, mais en pratique on recommande un seul de ces exercices bien adaptés cependant à la personne. Par ailleurs, on ne doit pas choisir un exercice qui compromette une autre structure comme c'est le cas avec certaines méthodes d'exercices de renforcement des muscles abdominaux (voir la section ultérieure sur les exercices).

Aujourd'hui, l'accès à la toile informatique et la disponibilité de moteurs de recherche permettent à quiconque de visualiser ces multiples et différentes façons de réaliser un programme de rééducation vertébrale. Nous nous en tiendrons donc à la description des exercices de base pour la colonne lombaire, ceux considérés comme étant les plus importants en expliquant les principes mécaniques et physiologiques qui les sous-tendent.

2.3 Principaux exercices de rééducation lombaire

2.3.1 Exercice en flexion lombaire

- Position de départ : décubitus dorsal, membres inférieurs en position de flexion, pieds au tapis (figures 28 et 29).

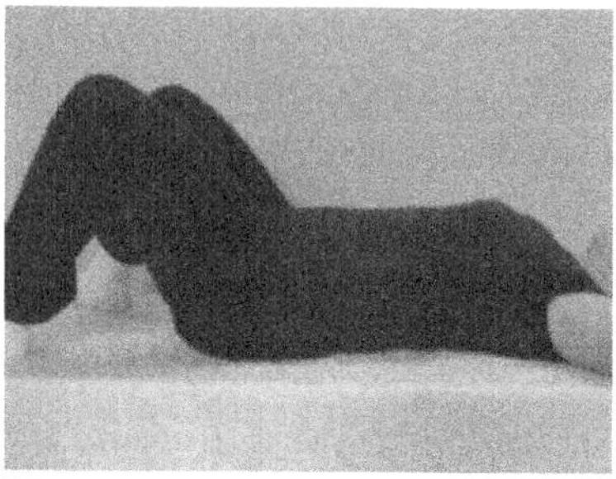

Figure 28 – Flexion lombaire : position de départ

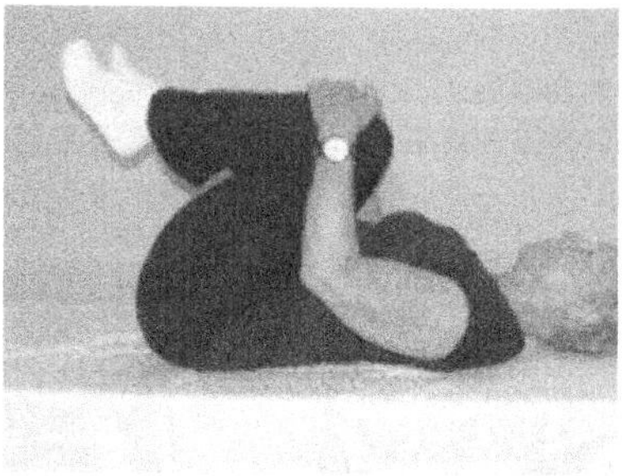

Figure 29 – Flexion lombaire

- Mode d'exécution : avec ses mains, le sujet prend ses membres inférieurs aux genoux (ou à la région poplitée) et les tire, un à la fois, en flexion complète cuisse sur ventre. Il maintient la flexion pendant un minimum de cinq à dix secondes[40]. Le bassin se positionne en rétroversion avec action cyphosante au niveau lombaire. Puis, retour à la position de départ en relâchant les membres inférieurs l'un après l'autre en les retenant toutefois pour éviter la contraction des psoas-iliaques. Après une période de repos de cinq secondes, on reprend l'exercice qui peut être répété cinq à dix fois.

- Bénéfice physiologique : étirement des rétractions des muscles spinaux lombaires et des structures ligamentaires lombaires postérieures.

2.3.2 Exercice de bascule du bassin

- Position de départ : décubitus dorsal, membres inférieurs en position de flexion, pieds au tapis (figures 30 et 31).

---

[40] Ce rythme "action (minimum cinq à dix secondes) – repos (cinq secondes) – répétition" est le même pour tous les exercices.

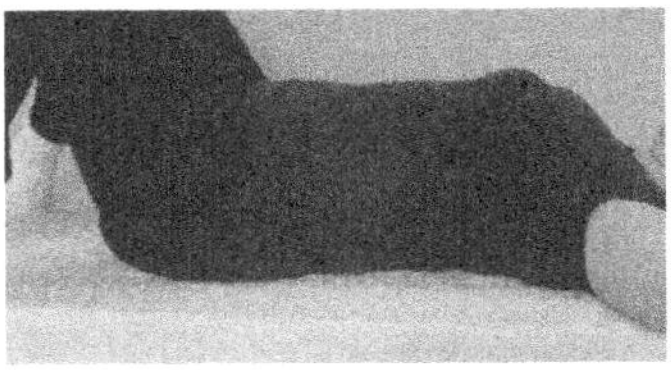

ure 30 – Bascule du bassin : position de départ

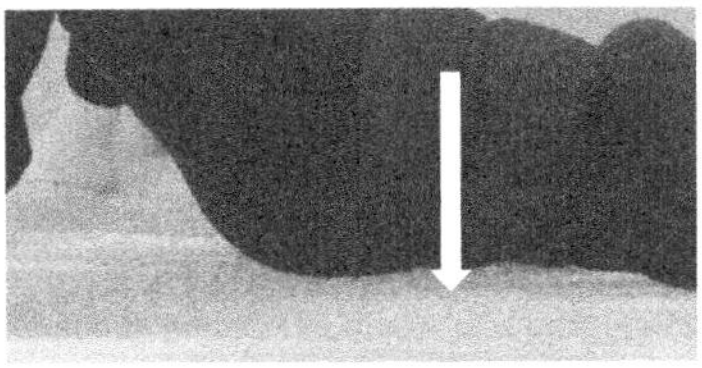

Figure 31 – Bascule du bassin

- Mode d'exécution : cet exercice se réalise en exécutant une rétroversion du bassin par contraction simultanée des muscles abdominaux (grands droits et obliques) et des muscles fessiers.

- Bénéfice physiologique : renforcement des muscles abdominaux et des muscles fessiers ; étirement des rétractions des muscles spinaux lombaires et des structures ligamentaires lombaires postérieures.

2.3.3 Exercice cyphosant lombaire

- Position de départ : position quadrupède sur mains et genoux (figures 32 et

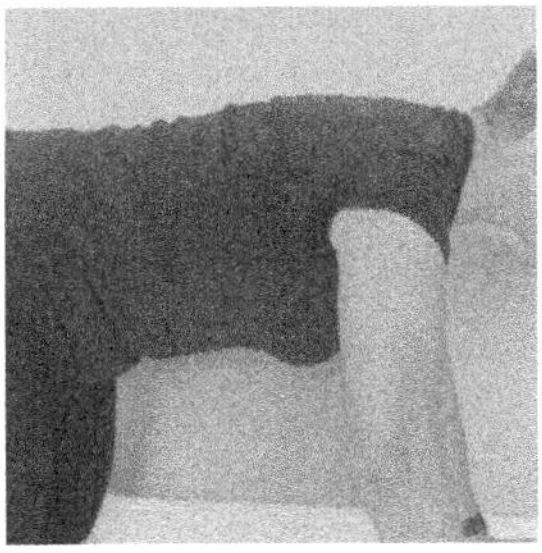

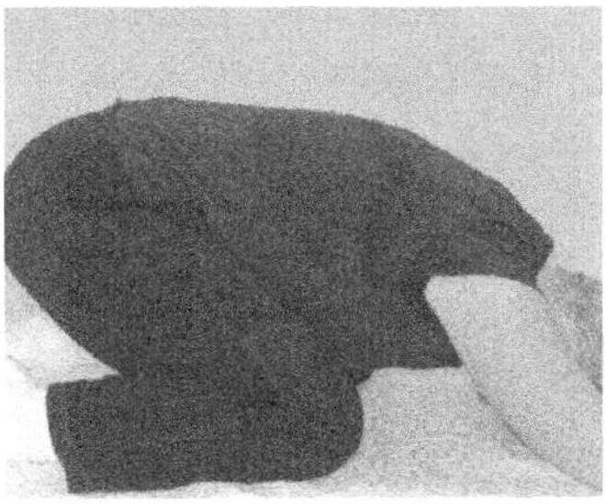

- Mode d'exécution : en fait, il s'agit d'un exercice semblable à la bascule du bassin, mais en position différente. Le sujet contracte les abdominaux et les fessiers pour produire une rétroversion du bassin avec effet cyphosant au niveau lombaire. Il faut ici éviter tout mouvement de cyphose au niveau dorsal et donc bien sélectionner les muscles responsables d'un effet cyphosant au niveau lombaire seulement. Puis, il faut réaliser un recul du tronc en fléchissant les genoux pour obtenir un rapprochement fesse-talon maximal.

- Bénéfice physiologique : étirement des rétractions des muscles spinaux et des structures ligamentaires lombaires postérieures. Renforcement des muscles abdominaux et des muscles fessiers.

2.3.4 Exercice d'étirement des ischio-jambiers

- Position de départ : position assise bas du dos bien collé au mur, un des membres inférieurs allongé, l'autre en flexion. Le même exercice peut être fait en position de décubitus dorsal, les membres inférieurs en position de flexion, pieds au tapis (figures 34 et 35).

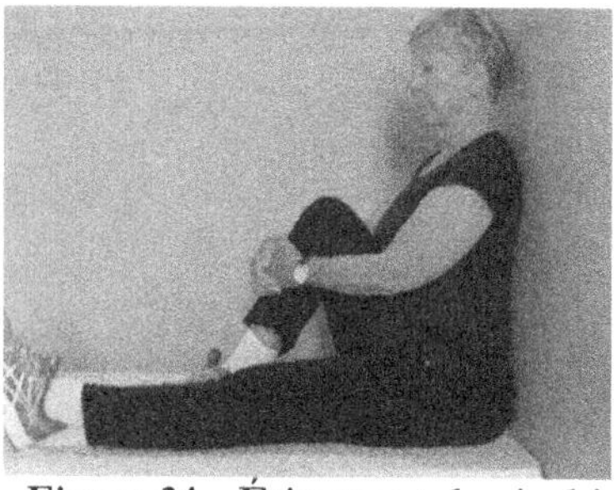

Figure 34 – Étirement des ischio-jambiers : position de départ

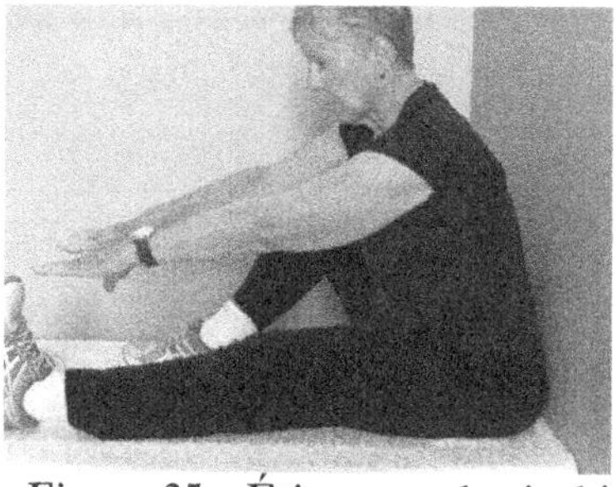

Figure 35 – Étirement des ischio-jambiers

- Mode d'exécution : le sujet allonge un des membres inférieurs et commence par une dorso-flexion à la cheville avec tension au niveau des gastrocnémiens, puis avance le tronc contre la résistance des ischio-jambiers où la tension se fait bien sentir. Il est important de maintenir cet étirement pour au moins cinq à dix secondes si on veut générer le remodelage tissulaire espéré. En position couchée, le même exercice se réalise en prenant la portion distale de la cuisse avec les mains pour soutenir le poids du membre inférieur et éviter la contraction simultanée du psoas-iliaque puis en élevant la jambe pour l'étendre jusqu'au point de tolérance de l'étirement le tout accompagné d'une dorso-flexion préalable de la cheville.

- Bénéfice fonctionnel : allongement des ischio-jambiers et des gastrocnémiens.

2.3.5 Exercice d'étirement des psoas-iliaques

- Position de départ : Cet exercice doit se faire en s'assurant d'une position de rétroversion préalable du bassin. Le sujet se place en position debout et s'appuie au mur avec les membres supérieurs, abdominaux et fessiers contractés, hanche opposée en flexion modérée (figures 36 et 37).

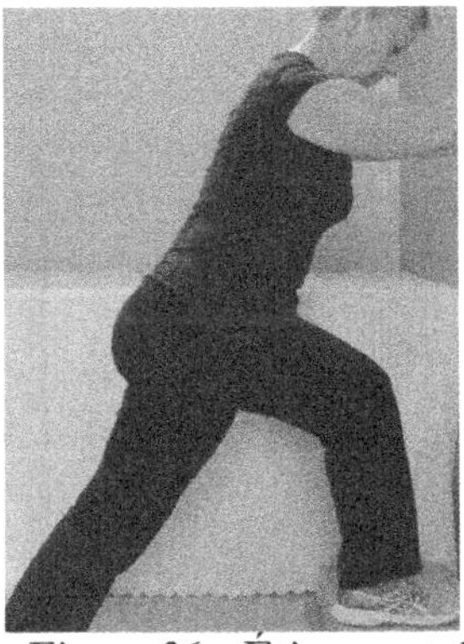

Figure 36 – Étirement du psoas-iliaque : position de départ

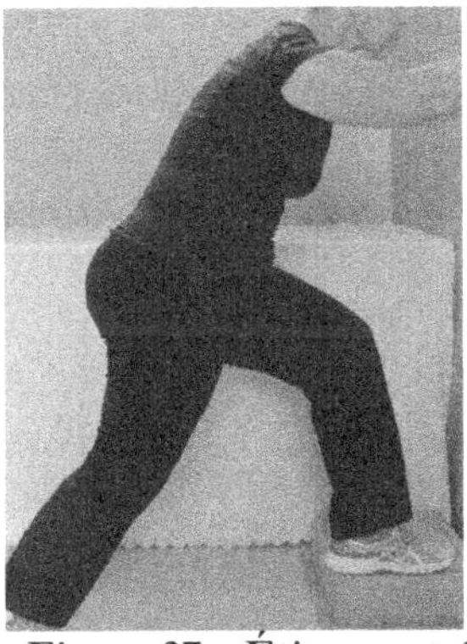

Figure 37 – Étirement du psoas-iliaque

- Mode d'exécution : Le membre inférieur est forcé en extension à la hanche et au genou avec dorso-flexion de la cheville en gardant le talon collé au sol.
- Bénéfice physiologique : allongement simultané du psoas-iliaque, des ischio-jambiers et du gastrocnémien.

2.3.6 Exercice de renforcement des muscles abdominaux

- Position de départ : décubitus dorsal, membres inférieurs en position de flexion, pieds au tapis (figures 38 et 39).

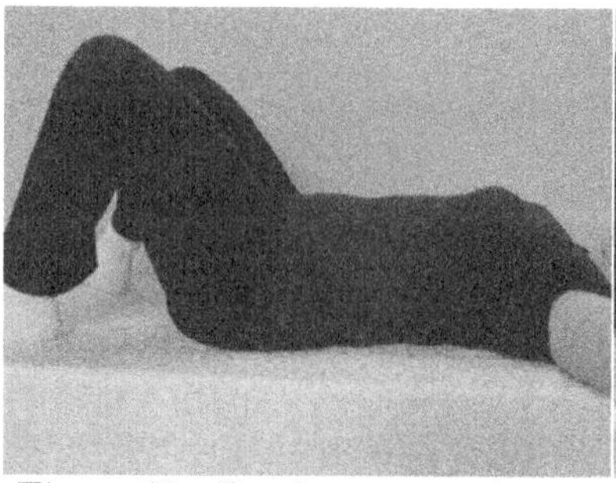

Figure 38 – Renforcement des abdominaux: position de départ

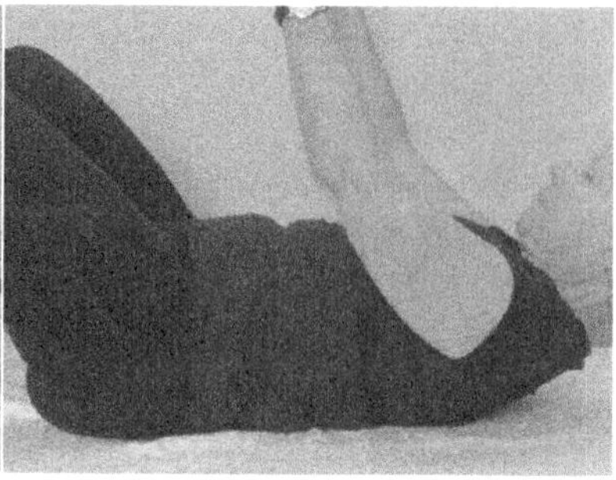

Figure 39 – Renforcement des abdominaux

- Mode d'exécution : le sujet place ses membres supérieurs allongés à quelques centimètres au-dessus des cuisses ou, pour offrir une plus grande résistance, met les mains derrière la tête. Il soulève alors le tronc de quelques centimètres du tapis d'exercice nécessitant la contraction soutenue des muscles abdominaux. Il doit éviter de pratiquer l'exercice les membres inférieurs allongés et surtout de soulever les membres inférieurs dans cette position avec l'objectif de renforcer les abdominaux, une recommandation autrefois fréquente. Le soulèvement actif des membres inférieurs a pour effet de solliciter les psoas-iliaques et comme ces muscles s'attachent sur les apophyses transverses des vertèbres lombaires, ils entraînent un effet lordosant sur la colonne lombaire avec effet compressif nocif sur les articulations postérieures.

- Bénéfice physiologique : renforcement des muscles abdominaux ; amélioration de leur fonction délordosante lombaire ; meilleure capacité de soutien vertébral.

2.3.7 Exercice de renforcement du grand fessier

- Position de départ : Position quadrupède, mains et genoux sur tapis (figures 40 et 41).

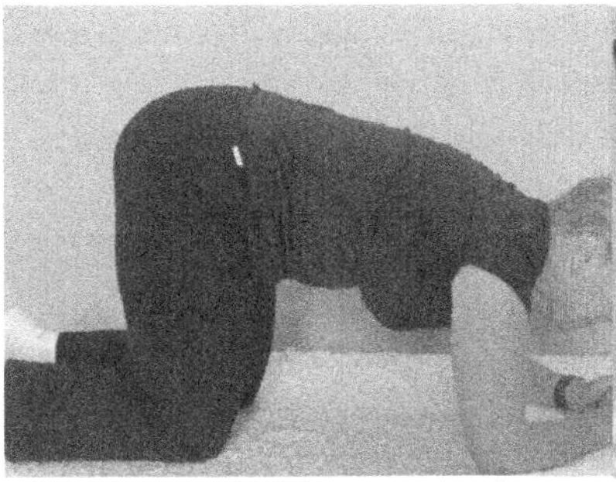

Figure 40 – Renforcement du grand fessier : position de départ

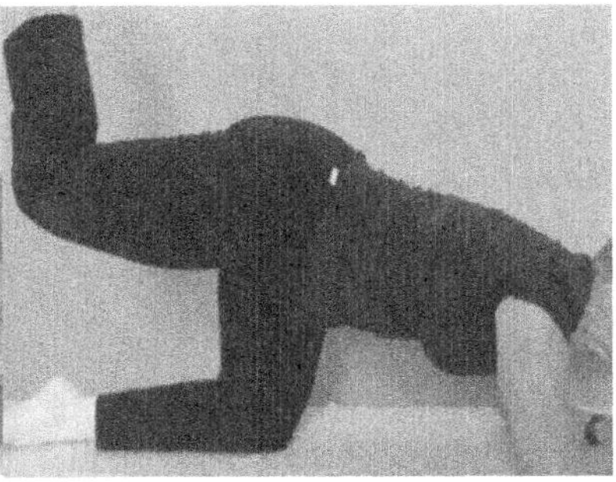

Figure 41 – Renforcement du grand fessier

- Mode d'exécution : Tout en maintenant une contraction des muscles abdominaux pour stabiliser le bassin en rétroversion maximale, le sujet étend la hanche en gardant le genou fléchi à 90°. Le poids du membre inférieur sert de résistance, mais on peut augmenter cette résistance à l'aide d'une assistance manuelle ou l'ajout d'un poids fixé à la jambe.

- Bénéfice physiologique : renforcement du muscle grand fessier ; amélioration de sa fonction délordosante lombaire.

2.3.8 Exercices généraux de mise en forme cardio-respiratoire

Le programme d'exercices spécifiques pour le dos que nous venons de décrire a de nets avantages à être associé à des exercices généraux "anti-sédentarité". Le plus simple et disponible demeure la marche dite de santé réalisée à la hauteur de la capacité du sujet. Aucune nécessité de calculer avec précision les distances ou le nombre de pas comme le recommande une certaine publicité pour vendre des bidules électroniques inutiles. L'intensité et la durée de l'activité sont dictées par la tolérance du sujet qui doit toutefois s'imposer un rythme progressif.

Il est possible aussi de joindre des groupes qui se sont donné comme mission d'inciter les gens à éviter la sédentarité en les initiant à diverses écoles d'exercices généraux (Tai-chi, Qi gong, cardio, etc.). Plusieurs de ces gymnastiques du genre Tai-chi ont l'avantage de favoriser le maintien et le développement des compétences proprioceptives du mécanisme complexe de l'équilibre postural. On y observe d'ailleurs qu'au cours de l'activité gymnique, la ligne de gravité s'éloigne peu du centre de gravité du corps, épargnant ainsi la colonne vertébrale d'effets compressifs et favorisant le développement d'attitudes réflexes spontanées de protection posturale au cours des activités de la vie quotidienne. De plus, il n'y a pas de doute que partager avec d'autres la réalisation d'un programme d'exercices généraux de conditionnement est un stimulant et une motivation à l'assiduité.

3. Les mesures thérapeutiques médicales ou l'arsenal anti-douleur

3.1 Sélectionner et appliquer judicieusement les modalités de traitement

La mauvaise nouvelle, c'est que très rares sont les humains ayant atteint l'âge adulte qui peuvent affirmer qu'ils n'ont jamais souffert de douleurs lombaires. La bonne nouvelle, c'est que la guérison spontanée éventuelle constitue une des caractéristiques des douleurs vertébrales d'origine mécanique, en général, le plus souvent dans les semaines ou, à l'occasion, dans les mois qui suivent leur apparition.

Depuis plus d'un demi-siècle, on a inventé et "mis en marché" une panoplie de traitements divers de la douleur vertébrale. Si ces traitements ont tous en commun l'objectif de combattre la douleur, ils n'enlèvent pas le mécanisme produisant le mal de dos. Et d'ailleurs, si on a conçu et mis au point autant de thérapies anti-douleur, c'est qu'aucune n'est parfaite. Au cours de la même période, n'a-t-on pas vu le nombre de consultations pour les maux de dos augmenter en flèche ? Et que dire du fléau de la chronicisation auquel on a répondu par la création de cliniques de la douleur ? Des statistiques de plusieurs sources indiquent qu'un peu plus de 5 % des patients vertébralgiques évoluent vers un état de chronicité ou de permanence des symptômes douloureux justifiant dans plusieurs cas une reconnaissance d'invalidité. Au cours de mes 33 ans de pratique comme physiatre clinicien, ces dossiers ont constitué une fraction importante de ma clientèle et j'ai été marqué par le peu d'efficacité de nos techniques de traitement, source d'un acharnement thérapeutique bien involontaire de la part des médecins de qui on attend des gestes concrets pour soigner et des résultats. Le scénario suivant n'est pas rare : après de multiples efforts thérapeutiques, le sujet semble s'améliorer, puis, soudain, vlan ! On retourne à la case de début et souvent dans un état subjectif pire ; un véritable mythe de Sisyphe de la douleur.

« C'est l'enfer, docteur ! Je n'ai jamais eu aussi mal ! » C'est une constante : la douleur présente est toujours perçue comme étant la pire, le système thalamo-cortical, par un mécanisme neurophysiologique complexe d'inhibition-facilitation, priorisant la douleur actuelle plus menaçante au détriment de la douleur ressentie dans le passé dont le souvenir s'atténue en parcourant le labyrinthe des circuits neuronaux.

C'est d'ailleurs probablement dans cette complexité des circuits neuronaux du cerveau que se concocte la chronicisation de la douleur. En effet, le phénomène survient en général chez des personnes soumises à un contexte psychosocial perturbé associé à de nombreux et généreux programmes d'indemnisation ayant effet de facilitation neuronale de la douleur et créant un seuil très bas de tolérance aux stimuli nociceptifs. Le vertébralgique chronique devient ainsi blindé contre les mesures thérapeutiques et résiste aux tentatives souvent acharnées de le soulager. Cette médicalisation des douleurs vertébrales à caractère mécanique n'est-elle pas en elle-même en partie responsable de cette évolution vers la chronicité ? J'implique particulièrement l'utilisation d'analgésiques et de psychotropes dont les antidépresseurs et les narcotiques pour des conditions normalement vouées à la "guérison" spontanée éventuelle.

Le catalogue de traitement des maux de dos est bien garni. Beaucoup de modes thérapeutiques ont vu le jour, se sont déployées pendant un certain nombre d'années, puis ont été rangées sur les tablettes des modalités périmées. Personne à ce jour n'a trouvé de panacée et pour cause : les traitements visent la douleur, mais le mécanisme postural responsable de cette douleur reste actif forcément puisqu'il est partie intégrante de la bipédie avec son indispensable verticalisation. Alors, on tourne en rond dans le cycle agression posturale → douleur → traitements → agression posturale. Et on continue à traiter la douleur ! Une importante machine économique pharmaceutique, médicale et paramédicale est en marche, soutenue la plupart du temps par une volonté sincère de soulager et d'aider, mais aussi, quelquefois, accompagnée de dérives mercantiles. La pléiade de traitements disponibles ne fait que répondre à la complexité du problème. Dans certains cas, les indications thérapeutiques sont claires ; on ne traite pas une hernie discale de la même façon qu'un syndrome facettaire bien que certaines approches analgésiques puissent être communes à l'ensemble des maux de dos. Ce qui est certain, à mon avis, c'est que chaque patient avec un mal de dos est un cas d'espèce et le choix du traitement doit lui être adapté après un questionnaire et un examen minutieux.

Au cours des dernières décennies, la conjugaison de plusieurs facteurs, dont l'incertitude entourant le mécanisme générateur de douleur, l'imprécision du diagnostic et l'imperfection manifeste des remèdes a fait exploser l'arsenal thérapeutique des maux de dos. Nous ne ferons pas ici la description détaillée de chacune de ces modalités de traitement ; ce n'est pas l'objectif de cet ouvrage. Nous allons produire une vue d'ensemble de ces modalités et le lecteur pourra facilement, à sa convenance, compléter ses connaissances en consultant la documentation abondante portant sur ce sujet ou en glanant sur la toile informatique les précisions pertinentes à sa recherche d'information.

3.2 Présentation du panorama thérapeutique

Pour faciliter la présentation de ce vaste éventail thérapeutique des maux de dos, nous l'avons divisé en quatre catégories :

- les traitements pharmacologiques ;

- les traitements physiques ;

- les techniques médicales ;

- les interventions chirurgicales.

3.2.1 Les traitements pharmacologiques

Le paracétamol ou acétaminophène (Tylénol) – Bien que le Guide de pratique clinique de l'American College of Physicians (Qaseem, Wilt, McLean et Forciea, 2017) reste silencieux quant à son utilisation dans le cadre des douleurs vertébrales chroniques, ce médicament, analgésique et antipyrétique, mais non anti-inflammatoire, est probablement le premier utilisé pour cette indication par la population en général puisqu'il est offert sur le marché sans ordonnance. Il a été synthétisé et mis en marché dans les années 1950. On en connaît peu actuellement sur son mécanisme d'action, mais on soupçonne qu'il aurait une action inhibitrice sur la production de prostaglandine médiatrice de la douleur et de la fièvre au niveau du système nerveux central. Pris aux doses recommandées, il présente très peu ou pas d'effets secondaires, sauf dans les rares cas d'intolérance ou d'hypersensibilité (éruptions cutanées, thrombopénie, asthme, choc anaphylactique, etc.) Il doit donc, à mon avis, être le premier choix d'un traitement pharmacologique des douleurs vertébrales dites non spécifiques avant de passer aux anti-inflammatoires. Pris à des doses supérieures à 4 gm par jour, il présente des dangers de toxicité hépatique importants.

Les anti-inflammatoires non stéroïdiens*[41] *(AINS) – En général, ce sont les premiers utilisés et prescrits en clinique. Ils font l'objet d'une grande publicité de la part des compagnies pharmaceutiques qui ont développé un grand nombre de molécules assurant cette fonction anti-inflammatoire. On a produit au moins huit sous-classes comprenant chacune plusieurs variantes moléculaires. Le plus souvent ils sont prescrits sous forme de comprimés, mais un certain nombre sont présentés sous forme topique (gel, onguent, pulvérisateur).

On connaissait depuis l'Antiquité les vertus antalgique et antipyrétique de l'écorce de saule. Ce n'est cependant qu'au XIXe siècle qu'ont été réalisés des travaux pour en identifier l'ingrédient actif qui, au tournant des années 1900, a été synthétisé et commercialisé sous le nom d'aspirine (acide acétylsalicylique). Puis il a fallu attendre 1949 avant qu'un nouvel anti-inflammatoire ne voie le jour : la phénylbutazone. Abondamment utilisée dans les années 1950 et 1960, elle fut par la suite l'objet de restrictions à cause de ses effets inhibant sur la moelle osseuse et sa seule indication demeure la spondylite ankylosante. Puis, dans les années 1960, le mécanisme de synthèse des prostaglandines[42] (PG) a été compris, particulièrement l'intervention d'une enzyme, la cyclo-oxygénase (COX), agissant sur l'acide arachidonique, un phospholipide membranaire[43] présent partout dans l'organisme, pour le transformer en une vingtaine de PG ayant chacune leur rôle propre. Les PG constituent le médiateur principal de l'inflammation, de la douleur et de la fièvre. On venait de comprendre que l'acide acétylsalicylique et les autres AINS agissent en bloquant l'action de la COX, réduisant ainsi la synthèse des prosta-

---

[41] Anti-inflammatoires non stéroïdiens : on parle d'anti-inflammatoires non stéroïdiens (AINS) par opposition aux glucocorticostéroïdes, un groupe d'hormones, dont la cortisone, secrétées par la glande corticosurrénale.

[42] Prostaglandines : groupe de substances hormonales présentes dans de nombreux tissus et ayant des propriétés biologiques diverses leur permettant d'intervenir dans de multiples processus biologiques dont l'inflammation.

[43] Phospholipide membranaire : un phospholipide est un lipide (substance organique renfermant un acide gras et qui n'est pas soluble dans l'eau) contenant un groupe acide phosphorique. Les phospholipides sont des constituants essentiels des membranes cellulaires de tous les êtres vivants, qu'ils soient d'origine animale ou végétale.

glandines avec pour conséquence heureuse un contrôle de l'inflammation. Les PG ont toutefois d'autres fonctions dont la protection de la muqueuse gastrique, la régulation de la fonction rénale et l'agrégation plaquettaire, ce qui explique un certain nombre de complications, principalement au niveau de la muqueuse gastrique où, en cas de consommation d'un AINS inhibant la synthèse des PG cytoprotectrices de l'estomac, les manifestations dyspeptiques ou même ulcéreuses ne sont pas rares.

C'était le cas pour tous les AINS qu'on peut qualifier de première génération jusqu'en 1990. Durant les années 1990, les progrès de la biologie moléculaire ont permis la découverte de deux isoformes de la COX (tableau 35) : la COX-1 dite constitutive, responsable de la formation de prostaglandines physiologiques, disponibles en permanence pour assurer la protection de la muqueuse gastrique et la régulation de la fonction rénale ; puis la COX-2 dite inductible, spécifique à l'inflammation, agissant seulement dans un contexte où l'inflammation doit se produire. Les AINS de première génération ciblaient les deux isoformes de la COX.

Tableau 35
Les deux isoformes de la COX

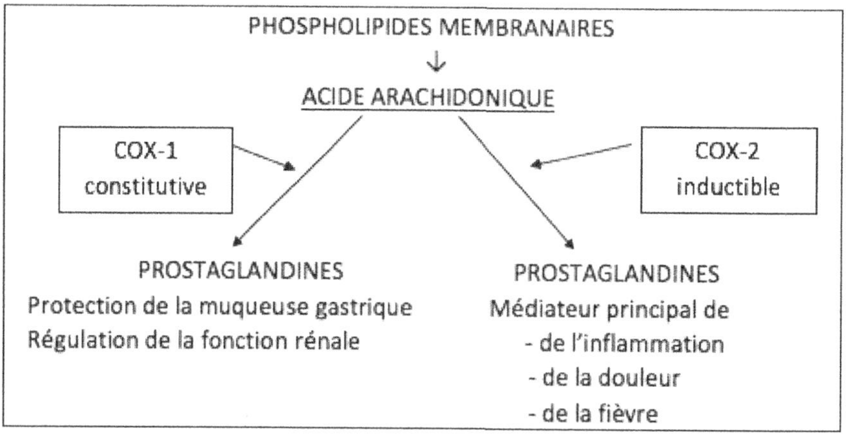

Une percée majeure était apparemment survenue à la fin des années 1990 lors de la sortie sur le marché des AINS (tableau 36) dits inhibiteurs sélectifs de la COX-2 auxquels on a donné le nom générique de COXIB. Le premier COXIB mis sur le marché en 1999 est le rofécoxib (Vioxx). On croyait avoir réduit considérablement les effets indésirables des AINS classiques, principalement au niveau de la muqueuse gastrique. On a vite déchanté quand, en 2004, le fabricant a dû retirer du marché le rofécoxib après qu'on lui eut crédité une fréquence accrue d'événements cardio-vasculaires. Le célécoxib (Célébrex) est toujours sur le marché, mais plusieurs études mettent en doute les avantages comparatifs efficacité/sécurité de son utilisation.

Tableau 36
Principaux anti-inflammatoires non stéroïdiens (AINS)

Famille chimique	Dénomination commune internationale	Nom de commerce
Salicylés	Acide acétylsalicylique	Aspirine
Dérivés pyrazolés	Phénylbutazone	Butazolidine
Dérivés indolés	Indométacine	Indocid
	Sulindac	Teva-sulindac
		Arthrocine
Dérivés aryl-carboxyliques	Ibuprofène	Advil
		Motrin
	Naproxène	Apranax
		Teva-naproxen
		Naprosyne
	Diclofénac	Voltarène
		Arthrotec
	Acide tiaprofénique	Surgam
	Kétoprofène	Orudis
	Fénoprofène	Nalgésic
	Nabumétone	Nabucox
	Flurbiprofène	Cébutid
		Antadys
	Étodolac	Lodine
Dérivés fénamates	Acide méfénamique	Ponstan
Dérivés oxicams	Piroxicam	Feldène
	Ténoxicam	Ticotil
	Méloxicam	Mobic
Autres	Acide niflumique	Nifluril
COXIBS	Célécoxib	Célébrex
	Étocoxib	Arcoxia

Malgré les controverses qu'ils suscitent, les AINS font toujours l'objet d'une utilisation importante dans le cadre des douleurs vertébrales mécaniques. En les prescrivant, le médecin doit cependant toujours tenir compte de leurs effets indésirables au niveau gastrique, au niveau de la tension artérielle, au niveau de l'état de la fonction rénale et de la fonction plaquettaire.

Les relaxants musculaires – Il s'agit d'une famille de médicaments qui visent à relâcher les muscles faisant l'objet d'une tension ou d'un spasme réflexe secondaire aux lésions inflammatoires du système locomoteur, principalement du rachis. Nous excluons les antispastiques comme le Baclofène, un inhibiteur de la transmission synaptique au niveau de la moelle épinière indiqué dans des pathologies comme la sclérose en plaques (SEP) ou les curares utilisés en anesthésie pour obtenir une décontraction musculaire totale et qui agissent en bloquant les neurotransmetteurs de la jonction neuro-musculaire, ce qui entrave la dépolarisation des unités motrices.

Les myorelaxants, abondamment prescrits pour réduire les tensions musculaires douloureuses accompagnant les troubles mécaniques du rachis, agissent en général comme dépresseur du système nerveux central (SNC) au niveau cérébral et/ou au niveau médullaire. Le mécanisme exact n'est toujours pas connu, mais leur effet décontractant sur le muscle se produirait par modulation de l'action de certains médiateurs neurotransmetteurs du SNC comme l'acétylcholine ou la noradrénaline. Ainsi, le méthocarbamol (Robaxin) et l'orphénadrine (Norflex) sont des dépresseurs du système nerveux central dotés de propriétés sédatives. Le cyclobenzaprine (Flexéril) ainsi que le chlorzoxazone (Paraflex) agiraient au niveau de la moelle épinière en augmentant la libération de noradrénaline dans la corne antérieure. L'effet noradrénergique produit alors un effet inhibiteur de la transmission polysynaptique des messages réflexes de facilitation du neurone *alpha*[44] induits par une lésion nociceptive comme, au niveau du rachis, une inflammation facettaire ou une fissure discale.

Quoi qu'il en soit, l'ensemble de ces médicaments relaxants musculaires produisent des effets sédatifs et ont des propriétés anticholinergiques qui risquent de causer, à des degrés divers selon les personnes, des effets indésirables comme la constipation, la bouche sèche et une vision embrouillée.

---

[44] Neurone *alpha* : il existe trois types de neurone moteur ou motoneurone (MN) : le MN alpha, le MN beta et le MN gamma. Les MN alpha, issus de la moelle épinière, sont connectés aux unités motrices des muscles

Les psychotropes – On en a identifié plusieurs familles, mais les psychotropes connus comme étant en mesure d'agir sur la douleur vertébrale d'origine mécanique comprennent les antidépresseurs, les anxiolytiques, les neuroleptiques et les hypnotiques. Leur mécanisme d'action est complexe et on se limitera à préciser qu'ils interviennent en modulant l'action de neurotransmetteurs du cerveau où ils sont susceptibles de modifier l'activité mentale reliée à la douleur (tableau 37).

Tableau 37
Quelques exemples de médicaments psychotropes pouvant agir sur la douleur

CLASSE	FAMILLE	DÉNOMIATION INTERN. COM.	NOM DE COMMERCE	ACTION COMMENTAIRES
ANTIDÉPRESSEURS	tricycliques	Amitriptyline	Élavil	Augmentation de ces médiateurs avec facilitation de la transmission synaptique. Composante histaminergique pour l'amitriptyline
	Inhibiteurs sélectifs de la recapture de la sérotonine	Sertraline	Zoloft	
		Citalopram	Célexa	
		Fluoxétine	Prozac	
	Inhibiteurs de la recapture de la sérotonine et de la noradrénaline	Venlafaxine	Effexor	
ANXIOLYTIQUES	Benzodiazépines (BZP)	Lorazépam	Ativan	Agissent sur les récepteurs GABA, un neurotransmetteur inhibiteur dans le cerveau. Bien tolérés. Faible toxicité
		Clonazépam	Rivotril	
		Diazépam	Valium	
NEUROLEPTIQUES	antipsychotiques	Risperdone	Risperdal	Blocage de récepteurs dopaminergiques et sérotonergique. Sont plus rarement indiqués comme antalgique. Dépend du contexte clinique
		Quétiapine	Séroquel	
HYPNOTIQUES	Nombreux chevauchements avec autres psychotropes surtout les BZP. Barbituriques.	Zopiclone	Imovane	Action inhibitrice sur le système nerveux central. Induction du sommeil chez patients souffrants. Barbituriques maintenant peu utilisés. Danger de potentialisation des BZP.
		Eszopiclone	Zolpidem	

Dans le cas des douleurs vertébrales chroniques d'origine mécanique, souvent accompagnées de manifestations anxiodépressives et de trouble du sommeil, ce groupe de médicaments est souvent utilisé. Cependant, comme pour les opiacés, pour soulager ce genre de manifestations douloureuses, j'ai tendance à ne recommander leur utilisation que pour de relatives courtes périodes soit de deux à quatre semaines au maximum, car plusieurs peuvent avoir un effet d'accoutumance et/ou de dépendance. Évidemment, tout dépend du contexte psychologique global et c'est le jugement du clinicien qui prévaut pour le choix et la durée d'utilisation de ces médicaments. Certains de ces médicaments peuvent mettre plusieurs semaines avant d'atteindre leur seuil d'efficacité maximale ; il est préférable de les éviter pour traiter les douleurs vertébrales mécaniques à moins que la condition ne s'accompagne d'autres pathologies justifiant leur utilisation. Par ailleurs, les psychotropes peuvent faire l'objet d'un syndrome de retrait en cas de sevrage après une utilisation prolongée.

Les anticonvulsivants – On retrouve une dizaine de substances de cette catégorie de médicaments dont l'indication première concerne le traitement de l'épilepsie. La douleur neuropathique (névralgie du trijumeau, douleur neuropathique post-herpétique ou diabétique, etc.) est une autre indication de l'utilisation des anticonvulsivants comme la carbamazépine (Tégrétol) et quelques autres molécules de cette famille de médicaments.

Pour ce qui est de la douleur vertébrale d'origine mécanique, principalement dans les cas de radiculalgie ou d'irradiation métamérique, la gabapentine (Neurontin) et la prégabline (Lyrica) sont devenues d'usage courant. Qu'il s'agisse d'une capsulo-synovite des articulations postérieures, d'une irritation des récepteurs nociceptifs répartis à la périphérie de l'anneau fibreux discal par une fissure ou encore d'une radiculite compressive par hernie discale, l'influx nociceptif emprunte la branche postérieure du nerf rachidien, première étape du cheminement du message douloureux vers la voie ascendante de sa transmission par les fibres C. Sur le trajet, le message rencontre plusieurs relais synaptiques l'aiguillant vers les centres supérieurs jusqu'au cortex cérébral où est perçue la douleur. En cours de route, ce message est modulé au niveau des synapses avec amplification ou inhibition. C'est au niveau de ces relais synaptiques qu'agissent les anticonvulsivants par plusieurs mécanismes, mais surtout en y bloquant les canaux calciques[45]. Ces derniers sont situés sur le bouton terminal de l'axone et fonctionnent comme une porte de la synapse. Ils contrôlent la transmission de l'influx nociceptif en modulant la libération des neurotransmetteurs et en les inhibant s'ils sont bloqués. Il est alors logique de croire qu'en bloquant les canaux calciques, on diminue la libération des neurotransmetteurs de la synapse et donc du passage du message douloureux vers les centres supérieurs. C'est exactement ce que font les anticonvulsivants expliquant leur capacité théorique à contrôler

[45] Canaux calciques : les canaux calciques sont un des nombreux types de canaux ioniques protéiques permettant les échanges à travers la membrane des cellules, y compris les neurones. Les canaux ioniques interviennent dans les échanges entre le milieu intracellulaire et le milieu extracellulaire, entre autres au niveau de la transmission neuronale et des synapses où se fait la libération des neuromédiateurs.

la douleur neuropathique. Cette logique devrait se traduire par une efficacité thérapeutique majeure. Pourtant, selon les données du Clinical Guideline de l'ACP (Qaseem, Wilt, McLean et Forciea, 2017) « l'évidence de la preuve est insuffisante pour apprécier l'efficacité des anticonvulsivants » (p. 7/58 et 10/58, traduction libre de l'auteur) dans le cas des douleurs lombaires aiguës, subaiguës ou chroniques même avec composante radiculaire. Les recherches futures devraient raffiner les indications de l'utilisation de cette catégorie de médicaments dans le cadre des douleurs vertébrales mécaniques et permettre d'objectiver un certain niveau d'efficacité.

Les opiacés et les opioïdes – Il s'agit d'une classe de médicaments à caractère psychotrope largement utilisés en médecine pour le traitement de la douleur intense. Les opiacées sont des substances dérivées directement de l'opium comme la morphine tandis que les opioïdes sont des psychotropes synthétiques comme le tramadol ou semi-synthétiques comme l'hydromorphone (Dilaudid). Dans la pratique courante, on désigne souvent ces substances comme étant des narcotiques. Sur le plan légal et juridique, les narcotiques font partie des stupéfiants qui incluent aussi la cocaïne et ses dérivés ainsi que les cannabinoïdes, tous soumis à une réglementation dans l'ensemble des pays. Dans les années 1970, on a découvert l'existence d'opiacés endogènes comme entre autres l'endorphine qui sont synthétisés par les neurones responsables de la transmission de la douleur. Dans les écrits, pour simplifier, le terme opiacé est souvent utilisé d'une façon générale pour signifier l'ensemble de ces substances, y compris les opioïdes. On parlera alors d'opiacés exogènes (opiacés d'origine naturelle et opioïdes synthétiques) et d'opiacés endogènes.

Dans l'organisme, le message douloureux est véhiculé par les neurones nociceptifs de petit et moyen calibre du site algogène jusqu'à la moelle épinière, puis vers les centres supérieurs thalamo-corticaux de perception de la douleur. Dans ce cheminement ascendant, l'influx nociceptif rencontre de nombreux relais synaptiques où il est modulé par des afférences de facilitation ou d'inhibition dont les mécanismes sont nombreux et incluent des contrôles descendants bien illustrés par la théorie du portillon. La présence de récepteurs opiacés au niveau de la membrane cellulaire des neurones nociceptifs du cerveau et de la moelle épinière constitue un autre mécanisme de contrôle de la transmission de la douleur. Quand un opiacé endogène ou exogène se fixe sur un tel récepteur situé à la porte de la synapse, il enclenche une cascade d'événements biochimiques dont les effets sont en général inhibiteurs sur l'activité nerveuse de la cellule. Quatre types de récepteurs opiacés ont été identifiés jusqu'à maintenant : les récepteurs *delta*, *mu*, *kappa* et le RAN-1 (pour récepteur à la nociceptine), chacun exerçant des fonctions spécifiques, bien qu'avec beaucoup de chevauchements, touchant la transmission de la douleur, la réponse au stress, le contrôle des émotions, de la respiration, de la toux, de la fonction digestive, etc. Le principal intéressé dans le contrôle de la transmission de la douleur est le récepteur mu. Quand ce récepteur est activé par un opiacé, il enclenche un train d'événements biochimiques menant à une diminution de la perméabilité des canaux calciques, une baisse de la libération de neurotransmetteurs, notamment de la substance P et du glutamate, présents dans les relais synaptiques des fibres sensorielles nociceptives C.

Encadré 3 : Opiacés endogènes et exogènes

Opiacés endogènes

L'endorphine est le prototype de l'opiacé endogène. La famille des opiacés endogènes comprend plusieurs neuropeptides capables de se fixer sur les récepteurs opiacés. Ces neuropeptides sont secrétés par le complexe hypothalomo-hypophysaire et largement distribués dans le cerveau et la moelle épinière, mais aussi au niveau du système digestif et, à un degré moindre, dans la plupart des autres tissus de l'organisme. Leur sécrétion est stimulée par plusieurs déclencheurs, dont l'effort physique, les stimuli douloureux, le plaisir intense et elle procure une sensation de bien-être et même d'euphorie. Ils sont impliqués dans le circuit de l'autogratification ou de récompense. Lorsque ces substances déferlent dans le système nerveux central sous l'effet de divers stimuli, leur action explique l'effet placebo ou l'analgie pouvant survenir par autosuggestion ou lorsque l'esprit est concentré sur un sujet passionnant.

Opiacés exogènes

Il en va de même pour les opiacés exogènes dont la morphine est le prototype et qui interviennent de la même façon pour inhiber la transmission de l'influx nociceptif vers les centres supérieurs de perception de la douleur. Toutefois, leur effet euphorisant, déclenché principalement par l'activation du récepteur mu, favorise l'installation d'une dépendance psychologique et/ou physique (addiction). La dépendance physique est une réaction physiologique provoquée par la prise continue d'un opiacé avec apparition d'un syndrome de sevrage quand la médication est cessée. Pris sur une base régulière, les opiacés peuvent aussi provoquer un phénomène d'accoutumance (tolérance), une forme d'adaptation par laquelle on assiste à une diminution des effets de la substance et la nécessité d'augmenter la dose pour retrouver le même niveau d'analgésie et de bien-être. Dépendance et accoutumance peuvent, chez certaines personnes, favoriser la chronicisation de divers syndromes douloureux, en particulier dans les conditions de douleurs vertébrales mécaniques baignant dans un contexte de difficultés psychosociales.

Antagonistes des opiacés
Le principal antagoniste connu des opiacés est la *naloxone*. Elle agit en se liant aux récepteurs opiacés et empêche ainsi la fixation des opiacés agonistes et leur action. Elle est efficace dans les cas d'intoxication morphinique aiguë.

Opiacés endogènes vs opiacés exogènes
Il faut se poser la question ici à savoir pourquoi les opiacés endogènes [endorphines) n'engendrent pas les effets indésirables provoqués par leurs semblables exogènes. En fait, les opiacés exogènes morphiniques, lorsqu'administrés à des doses thérapeutiques, inondent le cerveau et leurs effets sont beaucoup plus puissants que ceux des endorphines. Les endorphines secrétées lors d'une lésion nociceptive seront beaucoup plus sélectives dans le cerveau pour distinguer les circuits empruntés par la douleur et activer certaines synapses à certains endroits du cerveau. L'effet sera plus limité, expliquant d'ailleurs les limites de ce système dans les cas de douleur aiguë. Mais soulignons quand même que ce système endogène est susceptible de créer une forme de dépendance d'ailleurs souhaitable. Qui n'a pas entendu dire un jour quelqu'un prétendre : « Moi, pratiquer ce sport, c'est une vraie drogue ! ». On le comprend quand on sait à quel point l'exercice stimule la sécrétion d'endorphines et contribue à maintenir la santé.

L'indication de l'utilisation des opiacés (tableau 38) pour traiter la douleur est fortement modulée par leurs effets secondaires et indésirables comme l'accoutumance et la dépendance et même, à haute dose, la possibilité de dépression respiratoire. On comprend leur grande utilité pour soulager la souffrance dans un contexte où ces effets n'ont pas de conséquences nuisibles comme dans les soins de fin de vie, dans les cas de douleurs d'origine cancéreuse ou même dans le cadre du soulagement de douleur aiguë d'origine traumatique ou pathologique comme dans la sciatique hyperalgique, mais pour de relatives courtes durées. Dans le cas des douleurs vertébrales de type mécanique, sauf certaines exceptions comme la hernie discale en phase aiguë, l'emploi des opiacés doit être pour le moins très restreint sinon carrément contre-indiqué. Les dommages causés par leur utilisation dépassent de beaucoup les bénéfices. Le mécanisme de récompense inhérent à leurs fonctions métaboliques induit presque inexorablement une chronicisation et leur emploi à long terme dans ces conditions mène inévitablement à des opérations de sevrage pas toujours couronnées de succès.

Tableau 38
Liste non exhaustive des médicaments opiacés

Opiacés exogènes			Opiacés endogènes	Antagonistes morphiniques
Opiacés	***Semi-synthétiques***	***Synthétiques***		
Morphine	Dihydrocodéine	Méthadone	Enképhalines	Naloxone
Codéine	Diamorphine	Tramadol	Beta-endor-phine	
	Hydromorphone (Dilaudid)	Fentanyl	Dynorphines	
	Oxymorphone (Opana)	Mépéridine (Démérol)	Nociceptine	
	Hydrocodone (Tussionex)	Pentazocine (Talwin)		
	Oxycodone (Oxycontin, Percodan)	Propoxyphène (Darvon) retiré du marché au Québec		

Durant une trentaine d'années, *grosso modo* de 1980 à 2010, on a voulu justifier l'ordonnance de narcotiques pour soulager ces douleurs dites non cancéreuses en proclamant que leur abolition rapide prévient l'imprégnation thalamo-corticale de la douleur perçue et donc de la chronicisation. J'ai même entendu lors d'un congrès portant sur le traitement de la douleur non cancéreuse, à la fin des années 1990, que soulager la douleur à tout prix est un devoir et qu'un médecin pourrait être poursuivi pour ne pas avoir prescrit un narcotique à cette fin. Dans le contexte où amorcer la prise de médicaments narcotiques pour le soulagement d'une douleur lombaire mène à une consommation morphinique de longue durée, cette justification ne tient pas la route puisqu'alors non seulement ce traitement ne prévient pas la chronicisation, mais en devient responsable.

Malgré la mise en garde précédente, si on persiste à vouloir utiliser les narcotiques dans le cadre des douleurs vertébrales mécaniques, il y a obligation pour le médecin de soumettre les candidats à une grille d'évaluation des risques de toxicomanie et d'exclure toute personne vulnérable à une telle dépendance. Les candidats sélectionnés doivent être l'objet d'un suivi serré avec fixation d'objectifs sur l'échelle visuelle analogique de la douleur et avec détermination de dates d'échéance. L'objectif de soulagement de la douleur ne doit jamais devenir un bar ouvert pour distribution de stupéfiants.

Les cannabinoïdes – Les notions et les commentaires précédents portant sur les opiacés s'appliquent également aux cannabinoïdes dont la neurophysiologie est semblable. En effet, le cerveau est parsemé de récepteurs cannabinoïdes ayant leur ligand endogène, l'anandamide. L'ingrédient actif du cannabis, le delta-9-tétrahydrocannabinol se fixe sur les mêmes récepteurs et y provoque une cascade d'événements biochimiques responsable d'une baisse de l'excitabilité des réseaux de neurones et de la production d'une sensation d'euphorie.

3.2.2 Les traitements physiques

On qualifie de "physiques" tous ces traitements qui n'incluent pas de chimie médicamenteuse et qui excluent les approches techniques médicales. Encore ici, de nombreuses modalités, méthodes, théories, doctrines se disputent un marché florissant. Beaucoup de ces modalités ont été l'objet de modes ; largement utilisées pendant un certain temps puis évincées par de nouveaux appareils ou nouvelles méthodes, elles sont rangées sur les tablettes de l'oubli ou dans l'arsenal des méthodes disponibles. Même si dans beaucoup de cas l'efficacité réelle non-placebo est discutable, ces modalités ont en commun l'avantage de donner espoir au patient jusqu'à ce que la condition s'améliore par un processus de guérison naturel aidé ou non par le traitement. Les modalités reconnues comme étant les plus efficaces sont celles qui aident le patient à se prendre en main. Les modalités passives, sans contribution active du patient lui-même, sont en général moins efficaces du moins à long terme.

Les thérapies manuelles et manipulations – Historiquement au Québec, pendant de nombreuses années au XIXe et XXe siècles, les thérapies manuelles pour les maux de dos ont été reléguées aux oubliettes par la médecine officielle. À cette époque, l'ascétisme et la pruderie de l'ère victorienne ont fait planer une atmosphère de mépris à l'égard de ces techniques assimilées alors au charlatanisme. C'est à compter des années 1970 que les thérapies manuelles ont été réhabilitées par un groupe de jeunes physiatres nouvellement formés et instruits, lors d'un stage à l'Hôtel-Dieu de Paris, de la pensée et des méthodes de Robert Maigne. Cette médecine manuelle est maintenant pratiquée et enseignée par plusieurs physiatres au Québec et inclut notamment des manœuvres de mobilisations et de manipulations du rachis pour traiter les dysfonctions vertébrales métamériques et des techniques s'adressant aux tissus mous paravertébraux.

La physiothérapie – Elle est en général la première en lice dans la tête du médecin qui doit orienter son patient rachialgique vers un traitement de nature physique. Cette approche comprend de nombreuses modalités. Nous ferons une brève description de deux modalités considérées importantes dans le contrôle des maux de dos : les exercices et les tractions vertébrales. Puis nous établirons la liste des principales autres formes de traitement les plus couramment utilisées pour soulager les douleurs vertébrales de type mécanique en physiothérapie. On trouvera facilement sur la toile informatique, si désiré, une description de ces traitements ainsi que des précisions sur leur indication.

Encadré 4 : Principales modalités de physiothérapie

Les exercices : C'est la modalité reconnue dans la documentation médicale comme étant la plus efficace pour le contrôle des maux de dos. Dans une section précédente de ce chapitre, nous avons décrit les principes de base devant guider la production d'un programme d'exercices pour la colonne vertébrale, le tout évidemment adapté à chaque personne. En plus des exercices d'étirement et de renforcement préconisés, le programme peut avantageusement s'étendre à des exercices d'endurance et de proprioception. De nombreuses méthodes de traitement par exercices ont vu le jour comme la méthode Mézières, populaire dans nos milieux à la fin du siècle dernier, et plusieurs autres dont la méthode Pilates, la méthode McKenzie, la méthode Bobath, etc.

Les tractions : Elles peuvent être manuelles, mécaniques, continues, intermittentes. Leur principale indication est l'hernie discale. On explique l'efficacité des tractions dans ces cas par la production d'une distraction intervertébrale. Elles sont indiquées au stade de protrusion et d'extrusion, en particulier si la condition est accompagnée d'une sciatalgie. Au stade de séquestration, s'il n'y a pas d'indication chirurgicale, en général la condition guérit d'elle-même avec lyse spontanée du séquestre[46]. Les tractions doivent impérativement être testées initialement et ajustées en modifiant l'angle de traction vers une fenêtre de non-douleur. Puis la tension appliquée doit être augmentée progressivement selon la tolérance du sujet jusqu'à un poids maximal de 50 à 60 kg pour la colonne lombaire. Si l'on ne réussit pas à trouver un angle de non-douleur après quelques tentatives, on exclut les tractions du programme de traitement. En ce qui concerne d'autres indications, mentionnons les tractions manuelles douces, surtout au niveau cervical, pour réduire les tensions musculaires paravertébrales. Les tractions sont contre-indiquées en cas d'instabilité vertébrale.

---

[46] Lyse du séquestre : Après les stades de protrusion et d'extrusion, une hernie discale peut se détacher complètement du disque et devenir un fragment dans le canal rachidien (séquestre). Heureusement, ce séquestre peut se dissoudre spontanément et disparaître, ce qu'on appelle "lyse du séquestre".

Les thermothérapies superficielles : fomentations[47], infrarouge.
Les thermothérapies profondes : diathermie, ultrasonothérapies, laserthérapie, etc.
La cryothérapie : glace.
Diverses formes d'électrothérapie comme le neurostimulateur transcutané.
La massothérapie.
L'hydrothérapie et la balnéothérapie.

L'ergothérapie – Il s'agit d'une profession paramédicale (ergothérapeute) dont le rôle consiste à favoriser la restauration et à assurer le maintien de l'autonomie des personnes atteintes de déficiences fonctionnelles en vue de permettre leur réintégration dans leur milieu de vie et leurs occupations professionnelles. La performance des traitements offerts par l'ergothérapie est excellente avec des taux de succès dépassant souvent les attentes dans de nombreuses pathologies, maladies dégénératives et conditions post-traumatiques.

Toutefois, en ce qui a trait aux maux de dos, la chronicisation avec absence prolongée du milieu de travail souvent accompagnée d'une dépendance à une médication psychotrope constitue l'indication habituelle de prescrire l'ergothérapie. Ici, les succès sont en général mitigés même après de coûteuses et longues interventions (impliquant bien sûr l'ergothérapie, mais aussi d'autres intervenants professionnels dans le domaine de la réadaptation). Malgré les interventions de l'ergothérapeute en réadaptation, du conseiller en orientation professionnelle, du psychothérapeute et souvent de l'ensemble de l'équipe soignante de la clinique de la douleur, des mois d'efforts se soldent souvent par l'échec de tentatives de retour en milieu de travail, situation que, plus haut, j'ai comparée au mythe de Sisyphe (voir page 114). Ce genre de dossier n'est pas rare dans un milieu spécialisé comme la physiatrie et, à mon avis, un prérequis est indispensable avant d'entamer cette fastidieuse démarche thérapeutique : un sevrage complet de toute dépendance médicamenteuse et sociale (généreux régimes d'indemnisation grâce auxquels, pour un certain nombre de personnes, avoir mal est devenu un métier rémunéré).

Autres formes d'interventions physiques – L'ostéopathie, l'acupuncture, la chiropraxie et quelques autres dont les bases scientifiques ne sont

---

[47] Fomentations : applications externes d'une substance chaude ou froide, d'un matériel chaud ou froid, sec ou humide, ou d'une médication à des fins thérapeutiques, en particulier pour lutter contre la douleur.

pas encore clairement établies. Un certain nombre de succès thérapeutiques leur sont attribués.

Il existe de nombreuses autres approches pour traiter les douleurs vertébrales mécaniques dont les bases sont plus ou moins ésotériques comme l'auriculothérapie, la réflexologie plantaire ou palmaire, etc. Beaucoup de ces méthodes doivent leur popularité à l'effet placebo ainsi qu'au fait que la plupart de ces conditions douloureuses vertébrales d'origine mécanique guérissent spontanément après quelques semaines à quelques mois.

3.2.3 Les techniques médicales

Au cours des 50 dernières années, d'immenses progrès ont été réalisés au niveau de la compréhension des mécanismes générateurs de douleur vertébrale. Cette percée a permis l'élaboration de plusieurs méthodes de traitement par injections (corticoïdes et anesthésiques locaux) et par introduction d'agents physiques ou chimiques au niveau des structures intra ou périvertébrales ciblées. Les douleurs d'origine facettaire, discale, radiculaire et sacro-iliaque ainsi que les douleurs provenant de la musculature paravertébrale sont visées par ces techniques. Une recherche simple sur la toile permettra au lecteur d'en obtenir une description. On se contente donc ici de les nommer seulement et d'y ajouter quelques commentaires généraux.

- Interventions au niveau des facettes articulaires postérieures :
  - Bloc facettaire (injection intra-articulaire) ;
  - Bloc de branche médiane ;
  - Dénervation facettaire par thermolésion de la branche médiane.

- Interventions au niveau discal :
  - Nucléoplastie (décompression discale percutanée) ;
  - Thermoplastie annulaire (en cas de déchirure intradiscale symptomatique).

- Interventions au niveau radiculaire (radiculopathie par hernie discale ou sténose foraminale) :
  - Épidurale neuroforaminale ;
  - Épidurale caudale (ou sacro-coccygienne).

- Intervention au niveau sacro-iliaque :
  - Injection intra-articulaire (sous fluoroscopie).

- Intervention au niveau de la musculature paravertébrale :
  - Injections au niveau des points gâchette et des cordons myalgiques.

Voici quelques commentaires généraux portant sur ces techniques.

1) Chacune de ces techniques possède son indication précise. On les réserve pour les cas de patients très symptomatiques. Il est tout à fait inapproprié de les utiliser dans le cas des vertébralgies communes de courte durée. Le médecin doit poser le diagnostic le plus conforme aux symptômes décrits et aux signes cliniques identifiés. On ne fait pas une épidurale si les manifestations cliniques nous orientent vers un syndrome facettaire et, à l'inverse, on ne fait pas un bloc facettaire dans le cas d'une radiculite d'origine discale. Autant que possible, on essaie d'éviter le scénario des essais ; on ne va pas à la pêche en se disant que si une technique ne fonctionne pas, on en essaie une autre. Une manœuvre tentante et, malgré tout, à l'occasion nécessaire.

2) La plupart des études portant sur l'efficacité des traitements par injections au niveau de la colonne vertébrale confirment leur efficacité relative à court terme, mais ne changent pas le pronostic à long terme. À long terme, faire et ne rien faire s'équivaut. Doit-on pour autant exclure les injections de l'arsenal thérapeutique ? Je pense que non. On sait que le temps demeure le meilleur "guérisseur" des problèmes mécaniques vertébraux communs. Rendre un patient moins souffrant grâce à ces techniques durant la phase symptomatique du dérangement mécanique demeure un objectif louable justifiant leur utilisation.

3) Ces diverses techniques médicales d'injection pour traiter les douleurs d'origine vertébrale demeurent très sécuritaires pour les patients. Les complications sont rares quand le médecin opérateur connaît bien l'anatomie de la zone injectée, maîtrise adéquatement la technique préconisée pour l'injection et réduit les risques d'allergie par un bon questionnaire. Toutefois, aucune injection n'est exempte de complications potentielles. Le médecin doit être prêt à traiter de rares complications comme une réaction anaphylactique imprévisible.

Le spectaculaire syndrome de Tachon[48], heureusement bénin, peut aussi se produire. La survenance du syndrome de Nicolau[49] peut s'avérer une grave complication surtout si l'injection est effectuée au niveau cervical. Quelques cas de complications graves par thrombose d'une artère spinale ou vertébrale dans le cas d'injections épidurales neuroforaminales cervicales ont été rapportés dans la documentation médicale.

4) Les techniques d'injection impliquent, sauf en de rares circonstances d'intolérance, l'utilisation d'un anesthésique local. L'injection, en "éteignant" la douleur, permet alors de confirmer que le site injecté est bien le générateur de la douleur (sauf en cas de blocage d'un nerf transmettant la douleur venant d'un autre niveau comme ce peut être le cas lors d'une épidurale caudale).

5) Au cours des années 1970, les techniques d'infiltration ont envahi le champ de la pratique de la physiatrie au Québec. Au niveau vertébral, on a introduit deux procédures : les blocs facettaires et l'épidurale par voie caudale accessible à la pratique en milieu hospitalier, mais aussi, surtout pour les blocs facettaires, en cabinet privé. Grâce à un examen palpatoire minutieux, on marquait les points de repère cutanés devant servir à introduire l'aiguille au bon endroit et à la diriger vers la structure visée par le diagnostic sans radioguidance. Les injections étaient effectuées à la suite d'un bon lavage de main et d'une asepsie locale rigoureuse, mais, à l'époque, on n'exigeait pas le port de gants stériles, y compris pour l'épidurale caudale. Pendant 32 ans, dont 26

---

[48] Syndrome de Tachon : il s'agit d'une complication rare, spectaculaire et bénigne des infiltrations de glucocorticoïdes (cortisone). Quelques minutes après l'infiltration, surviennent soudainement des douleurs dorso-lombaires ou thoraciques accompagnées d'une sensation d'étouffement. Il y a régression rapide de ces manifestations, en général en dedans d'une ou deux minutes. On explique cette réaction par l'absorption dans une brèche veineuse d'une partie de la suspension cristalline de la préparation cortisonée.

[49] Syndrome de Nicolau : ce syndrome est une rare complication, complètement imprévisible de l'administration par infiltration d'une suspension cristalline de cortisone ou de pénicilline. Immédiatement après le traitement, survient une douleur très vive au site d'injection suivi de l'apparition de signes d'ischémie locale puis régionale se manifestant sous forme de taches cyanotiques cutanées et d'un réseau livide. La condition peut affecter tout un membre et, à l'occasion, se compliquer d'une rhabdomyolyse ischémique. Une telle complication, après injection au niveau cervical, pourrait évidemment s'avérer extrêmement sérieuse. Cette complication serait attribuable à l'apparition d'un spasme vasculaire artériel suite à l'introduction inopinée de microcristaux dans un vaisseau. Heureusement, il s'agit d'une complication rarissime. Environ 80 cas auraient été répertoriés dans la documentation médicale

dans un centre hospitalier régional, j'ai utilisé cette procédure sur une base régulière tant pour les blocs facettaires que pour les épidurales caudales bien que pour ces dernières, à compter des années 1990, on nous ait recommandé le port de gants stériles. Hormis quelques cas d'allergie bénigne et un certain nombre de réactions vagales[50], aucune complication sérieuse ni aucune infection ne sont survenues. De plus, à entendre les commentaires émis à l'époque, le taux de succès était plutôt satisfaisant, mais il n'y a pas eu de compilation de ces résultats permettant d'établir des données statistiques probantes.

Nous avons identifié plus haut un ensemble de techniques d'injection destinées à soulager diverses conditions douloureuses du rachis. De nos jours, il s'agit de procédures lourdement instrumentalisées ne pouvant être réalisées qu'en milieu hospitalier où on a établi de longues listes d'attente pour les patients externes ou encore en cliniques privées où les coûts sont prohibitifs pour une partie de la population et où il y a aussi des listes d'attente. Il y aurait peut-être une réflexion à mener dans le cas des blocs facettaires et des épidurales caudales qui pourraient être rendus plus disponible par l'établissement d'une procédure simplifiée.

Devant l'innocuité relative de la procédure simplifiée et un taux d'efficacité satisfaisant, je me pose la question à savoir si notre système médical ne devrait pas désinstrumentaliser les blocs facettaires et les épidurales caudales pour les rendre plus accessibles. Plusieurs médecins munis d'une formation appropriée seraient en mesure d'effectuer ces techniques d'injection, sans utilisation d'imagerie médicale, rendant ces traitements moins coûteux, plus disponibles tout en maintenant un taux d'efficacité satisfaisant. Cela étant dit, ce commentaire n'enlève rien à l'importance de l'imagerie médicale dont le développement a fait des pas de géant au cours des dernières années. Elle demeure un outil essentiel pour assister les spécialistes et guider leurs interventions diagnostiques et thérapeutiques visant à traiter les diverses conditions vertébrales douloureuses.

---

[50] Réaction vagale : baisse soudaine de la tension artérielle et de la fréquence cardiaque causée par une stimulation excessive du système parasympathique (nerf vague). Des facteurs physiques comme une stimulation douloureuse, un effort intense, une station debout prolongée ou des facteurs psychologiques comme un stress ou une émotion forte vont initier la réaction qui se solde souvent par une courte période de perte de conscience.

6) Si l'articulation sacro-iliaque, après un examen approprié, est suspectée comme étant la source de la douleur, l'injection intra-articulaire d'un anesthésique local conjointement avec un corticostéroïde aura l'avantage d'être à la fois diagnostique et thérapeutique. Cependant, dans le cas spécifique de cette articulation, en raison de l'étroitesse de l'espace interarticulaire et de l'irrégularité des surfaces articulaires rendant difficile l'introduction de l'aiguille dans l'articulation, il est préférable de prescrire l'injection pour qu'elle soit réalisée sous fluoroscopie.

7) Il est aussi facile de s'embourber dans l'acharnement thérapeutique que la pomme de Newton de tomber. La multiplication des techniques thérapeutiques, l'implication fréquente de plusieurs médecins auprès du patient, les longues listes d'attente, le système de rémunération favorisant l'acte et les divers régimes d'indemnisation de l'invalidité se conjuguent insidieusement pour prolonger la durée des soins et de l'invalidité qui les accompagne. La bonne volonté et le désir sincère d'aider et de soulager constituent la motivation de poursuivre les soins en espérant que chaque nouvelle avenue thérapeutique soulage miraculeusement la personne souffrante.

   Voici un scénario fictif illustrant cette situation. Monsieur "X" est un homme de 37 ans, menuisier de métier, qui s'est blessé au travail en soulevant une charge avec installation immédiate d'une lombosciatalgie droite. L'examen montre une faiblesse musculaire et une hyporéflexie sur le territoire de S1. Son médecin, en le questionnant, apprend qu'il a des problèmes familiaux, un divorce se pointant à l'horizon, et, depuis plusieurs années, des problèmes financiers relativement à une ludomanie. Devant l'échec du traitement conservateur (analgésiques, physiothérapie), le patient est dirigé en orthopédie où, à cause des signes neurologiques et d'une investigation montrant une hernie discale à L5-S1 sur discarthrose importante, on procède à une discectomie. Les signes neurologiques s'améliorent, mais la douleur persiste. Le patient est alors dirigé vers une clinique spécialisée où l'on propose trois séances de blocs facettaires à six semaines d'intervalle. Six mois plus tard, devant la persistance de la douleur lombosciatique, on intervient avec des blocs neuroforaminaux. Le patient est souffrant et son médecin passe à l'oxycontin et ajoute un anxiolytique et un antidépresseur. Une consultation en psychiatrie est nécessitée par l'apparition d'un trouble d'adaptation avec humeur dépressive. Le patient marche lentement, le dos voûté, avec une boiterie. On lui prescrit une canne. Il est dirigé en clinique de la douleur. La liste d'attente est longue. On investigue davantage le niveau L5-S1. En plus d'une discopathie dégénérative sévère et d'une fibrose périradiculaire, on constate l'existence d'une sténose foraminale[51] surtout droite et une instabilité d'origine dégénérative avec listhésis antérieur de L5 sur S1. Le chirurgien procède alors à une foraminotomie[52] et à une laminectomie[53] droite de L5 suivies d'une arthrodèse[54] par greffe osseuse et ostéosynthèse ainsi qu'à une lyse de la fibrose périradiculaire. L'oxycontin ne soulage plus suffisamment. On augmente la dose et on ajoute un opiacé de courte durée en interdose. Deux ans ont passé. Le patient est finalement vu en clinique de la douleur où l'on doit se résoudre à le diriger en neurochirurgie pour installer un neurostimulateur par implantation d'électrodes médullaires. Les déplacements debout sont de plus en plus pénibles. On lui prescrit un fauteuil roulant. Monsieur "X" fait une demande d'indemnisation pour invalidité totale à la Régie des rentes. Ce scénario fictif, à peine caricatural, heureusement n'est pas fréquent dans la réalité, mais j'ai vu à quelques reprises des cas similaires au cours de mes 32 ans de pratique en physiatrie.

Dès que l'on voit se poindre après trois à six mois ce que j'appelle un "syndrome de non-réponse au traitement", on devrait lever un drapeau rouge et modifier la trajectoire du traitement. En l'absence de signes neurologiques, un sevrage des psychotropes devrait être effectué et les médecins devraient voir à ce que le patient entreprenne un programme de réentraînement à l'activité selon sa tolérance. Dans le cas de notre patient fictif, des décisions thérapeutiques différentes auraient-elles pu être choisies ? Comme chaque cas est un cas d'espèce, il est difficile de porter un jugement sur la justesse des choix thérapeutiques pris par les médecins traitants. Toutefois, bien que monsieur "X" ait présenté initialement des signes neurologiques, ces derniers n'étaient pas évolutifs et on sait que, dans la majorité des cas, il y a résolution spontanée et de la

---

[51] Sténose foraminale : rétrécissement du foramen (trou) intervertébral en général causé par une discarthrose avec affaissement du disque et un empiétement ostéophytique rendant possible une irritation ou une compression de la racine nerveuse à ce niveau.

[52] Foraminotomie : Élargissement chirurgical du foramen intervertébral

[53] Laminectomie : exérèse chirurgicale de la lame gauche ou droite formant le mur postérieur du canal spinal.

[54] Arthrodèse : fusion chirurgicale d'une articulation en général par greffe osseuse ou par instruments de stabilisation. Au niveau vertébral, on procède à la fusion de deux ou trois vertèbres qui, une fois fusionnées, sont fixes et ne permettent aucun mouvement entre elles.

hernie discale et des signes neurologiques qu'elle engendre. La décision d'opérer n'était-elle pas ici un peu hâtive ? Ne peut-on pas présumer que cette discectomie ait amorcé la chronicisation de la condition en induisant une fibrose cicatricielle (chéloïde méningée) et en aggravant l'instabilité dégénérative de L5 sur S1 ?

3.2.4 Les traitements chirurgicaux

Il y a pratiquement autant d'approches chirurgicales qu'il y a de pathologies vertébrales. Elles sont donc nombreuses, mais nous nous limiterons, dans le cadre de ce travail, à identifier celles destinées à traiter les conditions mécaniques et dégénératives de la colonne. En général, la chirurgie vertébrale, dans le contexte des douleurs vertébrales d'origine mécanique, doit se retrouver à la toute fin de l'algorithme de la séquence des traitements disponibles. Certes, il existe de rares cas où la cure chirurgicale est impérative et souvent urgente. On pense ici au syndrome de la queue de cheval ou lors de l'installation de signes neurologiques rapidement progressifs touchant une ou plusieurs racines. Dans les autres conditions, l'indication chirurgicale relève de la discrétion et du jugement du chirurgien une fois le patient bien informé des risques, des avantages et des inconvénients de l'intervention projetée. Il faut dire que depuis l'époque du « il faut que je vous opère ou vous risquez de paralyser » d'avant les années 1970, les indications chirurgicales sur la colonne vertébrale se sont précisées les rendant plus sélectives et réduisant considérablement leur taux d'insuccès.

Les interventions sur le disque intervertébral – Nous retenons quatre interventions.

1) La discectomie classique: l'intervention la plus fréquente demeure la discectomie. Le plus souvent pratiquée au niveau lombaire inférieur, elle est occasionnellement nécessaire au niveau cervical où on procède le plus souvent par voie antérieure et rarement indiquée au niveau dorsal. Le chirurgien peut procéder à l'exérèse du disque au complet (discectomie radicale) ou n'enlever que les fragments fragilisés et mobiles, en particulier celui qui est responsable de la symptomatologie douloureuse. Les chirurgiens sont bien conscients qu'un fragment oublié peut être responsable d'une récidive ultérieure.

2) Microdiscectomie lombaire endoscopique : avec le temps, les techniques s'étant raffinées depuis quelques années, on peut procéder à une microdiscectomie au niveau lombaire par endoscopie et sous contrôle télévisé. L'intervention est moins invasive, avec moins de douleur postopératoire, mais la visibilité de l'état discal est moins bonne pour le chirurgien. Les résultats à long terme sont toutefois comparables à la discectomie classique.

3) La nucléotomie percutanée : cette technique consiste à introduire sous radioguidance, par une petite incision cutanée, un nucléotome dans le centre du disque pour en aspirer une partie dans le but d'en réduire le volume et ainsi diminuer la pression intradiscale suffisamment pour faire disparaître les symptômes. L'intervention peut se faire sous anesthésie générale ou locale et s'avère très peu invasive.

4) La chémonucléolyse : cette approche a eu son heure de gloire dans les années 1980. Elle consiste à injecter dans le disque une enzyme, la chimiopapaïne, qui dissout le disque par hydrolyse des protéoglycanes. Elle se fait après discographie pour vérifier la continence du disque et s'adresse aux hernies discales non exclues. Elle est contre-indiquée en présence de signes neurologiques, de canal lombaire étroit ou chez les patients ayant des antécédents d'allergie. Étant donné un potentiel de complications graves en cas de fuite dans le canal rachidien ou en périneural, la technique a été abandonnée dans nos milieux depuis plusieurs années.

Le recalibrage spinal ou foraminal – Il s'agit d'interventions visant à décomprimer les structures nerveuses irritées ou étranglées dans un canal spinal ou foraminal étroit. Les sténoses spinales ou foraminales peuvent affecter tous les segments de la colonne vertébrale, mais surviennent surtout au niveau cervical et lombaire. Elles sont, la plupart du temps, causées par un processus dégénératif hypertrophique évolutif tel qu'on le retrouve dans la discarthrose et l'arthrose facettaire dont les expansions ostéophytiques réduisent localement le calibre des canaux spinal et foraminaux intervertébraux. Une hernie discale peut accompagner la condition et l'aggraver. Il n'est pas rare que cette évolution dégénérative s'accompagne d'une étroitesse congénitale du canal spinal jusque-là non symptomatique, mais responsable habituellement d'une précocité de l'apparition des signes cliniques de sténose spinale. Douleur, faiblesse musculaire, paresthésie et claudication en sont les principales manifestations.

L'indication chirurgicale survient quand le traitement conservateur n'arrive pas à soulager suffisamment ces manifestations. Pour la sténose spinale, on pratique une laminectomie unilatérale ou bilatérale ou une laminoplastie[55] tandis que la sténose foraminale avec radiculopathie exige une foraminotomie. En cas d'instabilité, on ajoute une arthrodèse de deux ou trois segments vertébraux.

L'arthrodèse – Cette intervention consiste à fusionner ou bloquer deux ou trois vertèbres adjacentes, rarement plus pour les conditions pathologiques qui nous concernent dans ce travail. L'arthrodèse est indiquée dans les cas où l'instabilité intervertébrale est responsable de la douleur. Cette instabilité peut être primaire dans les cas de spondylolyse[56] avec spondylolisthésis[57] ou secondaire en présence d'une discopathie dégénérative avec arthrose facettaire déstabilisant l'unité mobile entre deux vertèbres, la vertèbre supérieure glissant sur la vertèbre inférieure à cause des contraintes compressives que nous avons décrites de façon détaillée dans le chapitre portant sur la biomécanique. On parle alors de spondylolisthésis dégénératif.

Pour immobiliser les vertèbres concernées, on procède par greffe osseuse. Le greffon est en général prélevé sur la personne elle-même (greffe autogène), mais le matériel osseux peut provenir d'autres sources (greffons allogènes, xénogènes ou synthétiques). Le plus souvent, pour assurer une meilleure immobilisation, prévenir les complications ultérieures comme la pseudarthrose[58] et hâter la réadaptation, on ajoute une

---

[55] Laminoplastie : travail chirurgical sur la lame permettant de basculer l'arc vertébral postérieur de quelques degrés de l'autre côté, agrandissant ainsi le canal spinal.

[56] Spondylolyse : perte de substance osseuse au niveau de l'arc vertébral postérieur, plus particulièrement au niveau de l'isthme situé entre les articulations postérieures supérieure et inférieure par un mécanisme de fracture de fatigue survenant au cours de l'enfance. Située au niveau de L5 ou plus rarement au niveau de L4, la condition est le plus souvent asymptomatique et survient chez 4 à 8 % de la population générale. Elle crée cependant une instabilité entre les vertèbres sus et sous-jacente.

[57] Spondylolisthésis : À cause de cette instabilité, environ 1/3 des cas de spondylolyse va développer un spondylolisthésis, c'est-à-dire un glissement antérieur de la vertèbre sus-jacente sur la vertèbre sous-jacente, le plus souvent de L5 sur S1. La plupart de ces glissements resterons légers, de grade 1 sur 4, et asymptomatiques. Seul un petit nombre va développer une douleur dont le spondylolisthésis est responsable.

[58] Pseudarthrose : il arrive que des fractures mal consolidées développent une fausse articulation entre les fragments osseux. Le plus souvent, ces néo-articulations deviennent douloureuses et embarrassantes et nécessitent une intervention chirurgicale. La même complication peut survenir au niveau d'une greffe osseuse de stabilisation vertébrale qui peut se fracturer avec formation d'une pseudarthrose.

ostéosynthèse avec un matériel métallique comprenant vis et plaques. Ce matériel peut être implanté sur le corps vertébral ou sur les pédicules ou encore, au niveau des apophyses transverses (arthrodèse intertransversaire). Une discopathie dégénérative survenant au niveau des disques sus-jacents ou sous-jacents à la zone immobilisée, demeure la complication à long terme la plus fréquente.

4. Problèmes particuliers

4.1 La grossesse

La fréquence élevée des maux de dos chez les femmes enceintes est bien connue. Une étude portant sur un échantillon de 77 femmes gravides réalisée en Italie en 2007 (Raimondi, Prosperini, Santos, Lo Monaco et Martinelli, 2007) a révélé une rachialgie dans 89 % des cas. L'apparition de la douleur se produit le plus souvent entre le 5e et le 7e mois de grossesse.

Les problèmes mécaniques du rachis survenant pendant la grossesse sont principalement reliés au déplacement de la ligne de gravité (LG). En tenant compte uniquement de la masse de chacune des parties du corps humain et de leur centre de gravité (CG) respectif, le CG du corps (appelé aussi barycentre) se situe légèrement en avant de la colonne lombaire entre la troisième vertèbre et la première sacrée dépendant des caractéristiques morphologiques de la personne. Mais ceci est purement théorique, car la position du CG va varier constamment dépendant de la position de la personne par rapport à la verticale et de la position des membres supérieurs et inférieurs. Il est reconnu que les femmes ont, en général, leur centre de gravité corporel situé quelques centimètres plus bas que celui des hommes. Il en va de même pour la LG qui modifie sa position dépendamment de la morphologie individuelle, des variations cypholordotique du rachis et des charges supportées par la personne.

Pour assurer le maintien d'un équilibre statique en position debout, le CG doit être placé à la verticale au-dessus du point d'appui podal (centre du polygone de sustentation). L'équilibre statique exige que la LG passe par ces deux points. Ainsi, une personne en position debout détendue, membres supérieurs pendants de chaque côté du corps, voit sa ligne de gravité se placer spontanément en position d'économie d'énergie. Le corps repose alors presque uniquement sur ses ligaments et surfaces articulaires portantes. La LG débute alors au méat acoustique[59], passe légèrement derrière la lordose cervicale et lombaire et devant les cyphoses dorsales et sacrées. Aux membres inférieurs, elle croise la hanche et le genou respectivement légèrement en avant et en arrière de leur axe transversal pour aboutir à la cheville au niveau de l'articulation de Chopart c'est-à-dire nettement en avant de son axe transversal. Sur le plan sagittal, la position de la LG par rapport aux axes articulaires transversaux permet un équilibre passif. Très peu d'action musculaire est nécessaire sauf à la cheville où la LG, passant devant l'axe transversal de flexion plantaire, impose une action compensatrice de la part des muscles postérieurs de la jambe pour éviter la chute vers l'avant.

Le système neurophysiologique réflexe de contrôle postural cherche constamment le maintien de l'équilibre avec un minimum de dépense énergétique. Un phénomène réflexe de translation de parties du corps pour replacer la LG à la verticale du centre d'appui podal constitue un autre mécanisme du maintien de l'équilibre statique. Ainsi, lorsque le tronc fléchit de quelques degrés vers l'avant, le bassin recule légèrement permettant de maintenir le CG vis-à-vis le centre d'appui podal. Un réflexe similaire survient lors de la grossesse, mais à l'inverse. Il est évident que le poids de l'abdomen gravide déplace le CG vers l'avant. Pour le replacer vis-à-vis le centre d'appui podal, la personne réalise une translation postérieure réflexe de la partie haute de tronc avec nécessairement une forte accentuation de la lordose lombaire facilitée d'ailleurs par l'hyperlaxité ligamentaire propre aux derniers mois de grossesse. Sans ce mécanisme, le CG resterait placé en avant du centre d'appui podal et obligerait les muscles postérieurs du tronc à exercer leur action compressive sur la colonne pour maintenir un équilibre actif et éviter la chute vers l'avant (figure 42).

Ces changements physiologiques, mécaniques et posturaux propres à la grossesse, surtout dans sa deuxième moitié, ont des conséquences cliniques importantes et expliquent la fréquence accrue des douleurs lombaires chez la femme enceinte. On exclut ici le syndrome douloureux pelvien gravidique lié au relâchement ligamentaire physiologique et présentant un tableau clinique différent. Bien que l'origine de la douleur lombaire en période de grossesse soit multifactorielle, il nous apparaît clair que le transfert de la charge en bonne partie sur les facettes

[59] Méat acoustique : orifice du conduit auditif externe.

articulaires postérieures génère à ce niveau un mécanisme irritatif d'origine compressive, des phases inflammatoires et des épisodes douloureux.

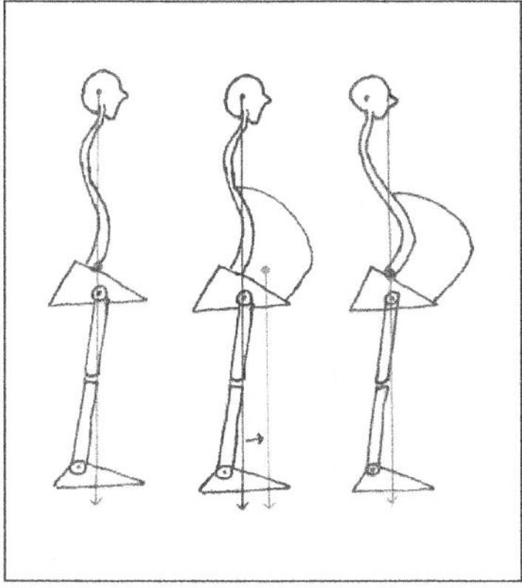

À gauche : position du CG et de la LG lors de la position debout normale au repos

Au centre : chez la femme enceinte, déplacement en avant du CG obligeant les muscles paravertébraux à exercer une compression sur la colonne vertébrale pour compenser cette force nouvelle en avant et éviter la chute

À droite : translation postérieure de la partie supérieure du tronc pour ramener le CG à la position permettant un équilibre statique en position debout avec création d'une hyperlordose lombaire

Figure 42 – Déplacement du centre de gravité (CG) chez la femme enceinte

Devant cette période critique, il y a clairement nécessité pour la future parturiente d'appliquer fidèlement l'ensemble des mesures de prévention posturales décrites plus haut dans ce chapitre, en particulier la consigne du contre-appui et l'évitement du soulèvement de charge. S'impose aussi la réalisation d'un programme d'exercices dits "prénataux" à visée antilordosante et tonifiante de la musculature abdominale. Le port d'un corset lombaire adapté à la condition gravidique visant à soutenir l'abdomen avec effet antilordosant est aussi susceptible d'aider à soulager la douleur, mais surtout à la prévenir si le corset est porté lors de circonstances à risque (position debout prolongée, magasinage, préparation de repas, etc.).

4.2 Les talons hauts

Le port de talons hauts continue d'exercer beaucoup d'attrait et de susciter un engouement soutenu surtout chez la gent féminine qui a recours à cette torture du pied pour afficher une élégance coûteuse sur le plan biomécanique. En effet, le port de talons hauts grandit la personne, augmente le galbe fessier et procure une certaine sveltesse. Mais malheureusement cette coutume, dont les origines sont très anciennes, ne tient pas compte de ses effets biomécaniques désastreux.

Soulignons d'abord succinctement les méfaits occasionnés par les talons hauts au niveau des membres inférieurs (figure 43). Le soulèvement de l'arrière du pied au niveau des talons déplace le poids total de la personne sur l'avant du pied où se manifestent, à plus ou moins brève échéance, métatarsalgie, callosités, cor, hallux valgus[60] avec arthrose métatarso-phalangienne (oignons), orteils en marteau, etc... Au niveau des genoux, des études ont démontré la création de contraintes mécaniques accrues prédisposant à des changements dégénératifs (Kerrigan, Johansson et Karvosky, 2001 ; Koussihouèdé, Favola et Barres Fousseni, 2015). Enfin, le raccourcissement consécutif des muscles du mollet et du tendon d'Achille provoque des altérations préjudiciables à toute la chaîne posturale jusqu'à la colonne vertébrale.

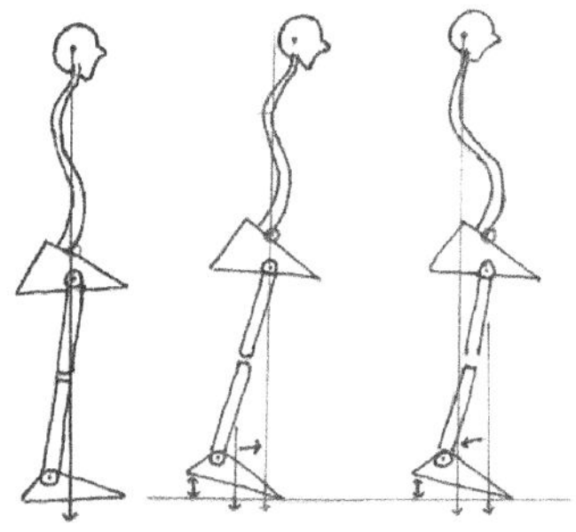

À gauche : position du CG et de la LG lors de la position debout normale au repos

Au centre : Le soulèvement de l'arrière-pied avec le port de talons hauts projette vers l'avant l'ensemble tête-tronc. Le CG et la LG se déplacent à la verticale en avant du centre d'appui podal. L'équilibre statique est rompu et, sans correction posturale, la chute vers l'avant est inévitable.

À droite : Rétablissement réflexe de l'équilibre statique avec translation postérieure de la portion supérieure du tronc et réalignement de la LG à la verticale du centre d'appui podal. Il faut remarquer qu'aux membres inférieurs, la LG passe derrière l'axe transversal du genou créant une contrainte gravitaire en flexion (flexion torque) exigeant une contraction du quadriceps pour maintenir l'extension nécessaire au maintien de la station debout. Cette contrainte mécanique indue favoriserait l'évolution dégénérative fémoro-patellaire et fémoro-tibiale.

Figure 43 – Conséquences biomécaniques du port de talons hauts

Mais c'est effectivement au niveau de la colonne vertébrale que le port de talons hauts provoque ses effets pernicieux les plus marqués. Les

[60] *Hallux valgus* : déformation arthrosique de la première articulation métatarso-phalangienne s'accompagnant d'une déviation interne du premier métatarse et une déviation externe (valgus) du premier orteil. Il se produit alors une excroissance interne vis-à-vis l'articulation (oignon) qui peut devenir alors douloureuse et gêner la marche et le port de chaussures.

conséquences y sont sournoises parce qu'en apparence non reliées à la posture podale. Le seul fait de soulever l'arrière du pied de quelques centimètres projette le tronc vers l'avant et produit des effets similaires à ceux provoqués par la grossesse. En effet, la LG se déplace alors vers l'avant ainsi que le CG qui, en telle circonstance, se projette en avant du centre d'appui podal. L'équilibre est rompu. Pour le rétablir, la personne doit opérer de façon réflexe une translation postérieure de la partie supérieure du tronc avec création d'une hyperlordose lombaire pour remettre la LG à la verticale du centre d'appui podal. L'équilibre statique est ainsi retrouvé, mais aux dépens de la création d'une surcharge sur les articulations postérieures. Épisodes de douleur dorsolombaire et même cervicale s'ensuivent ainsi que, logiquement, une accélération de l'évolution dégénérative du rachis.

L'essentiel du traitement demeure l'abstention totale du port de talons hauts en position debout. Pour le reste, on revient à l'application des principes de prévention posturale et au programme d'exercices vertébraux, le tout décrit plus haut dans ce chapitre.

4.3 La scoliose et l'inégalité de longueur des membres inférieurs (ILMI)

La scoliose se définit comme étant une incurvation latérale d'un ou plusieurs segments de la colonne vertébrale accompagnée ou non d'un élément de rotation axiale. Dans le cadre de ce livre, nous excluons les scolioses dites pathologiques, en particulier la scoliose idiopathique, les scolioses dues à des malformations congénitales, les scolioses associées à diverses maladies neuromusculaires, telles la poliomyélite, l'infirmité motrice cérébrale, la syringomyélie, la neurofibromatose, etc. En général, les scolioses pathologiques sont structurales et non réductibles. Pour être qualifiées de pathologiques, les scolioses doivent présenter un angle de Cobb[61] d'au moins 10°.

En clinique, un examen attentif de la colonne vertébrale permet de constater que la plupart des patients sont porteurs d'une scoliose. Il s'agit de scolioses minimales de moins de 10°. Pour un certain nombre, sinon pour la majorité, il s'agit de scolioses structurales apparaissant pendant

[61] Angle de Cobb : méthode de mesure de l'angle d'une scoliose conçue par le chirurgien orthopédiste John R. Cobb et publiée en 1948. Cette mesure d'angle détermine le degré de gravité des scolioses.

la période de croissance et probablement reliées à la dominance cérébrale avec asymétrie du tonus de la chaîne musculaire. Elles peuvent être accompagnées d'une légère rotation axiale que l'on observe en constatant la présence d'une petite voussure paravertébrale lors du positionnement en flexion antérieure. Elles sont cliniquement bénignes, habituellement non symptomatiques et ne nécessitent pas de traitement.

Nous allons ici limiter notre propos aux scolioses qu'on peut qualifier de physiologiques en ce sens qu'elles sont créées par un mécanisme de compensation relié à une obliquité du bassin primaire ou plus fréquemment secondaire à une ILMI. Cette asymétrie provoque une attitude scoliotique facilement réductible en position assise ou en corrigeant l'ILMI. Ces scolioses ne sont pas accompagnées de rotation axiale. Les causes de l'ILMI sont multiples. Mentionnons d'abord l'anisomélie (différence de développement entre deux membres) par allongement ou raccourcissement congénital d'un membre, puis s'ajoutent les contractures en flexion aux hanches ou aux genoux, les séquelles d'ostéochondrite de croissance (maladie de Legg-Perthes-Calvé), les séquelles de fractures aux membres inférieurs, les lésions traumatiques des cartilages articulaires en période de croissance et plusieurs autres conditions.

Il n'y a pas de consensus dans la littérature médicale sur l'existence d'une responsabilité de l'ILMI dans la survenance des douleurs vertébrales mécaniques. Des auteurs comme Wong et Transfeldt (2007) et Adams, Bogduk, Burton et Dolan (2006) déclarent que l'ILMI n'est pas un facteur de risque. Par contre, d'autres auteurs comme Friberg (1983) et Giles et Taylor (1981) et plusieurs autres ont constaté une prévalence accrue de maux de dos chez les porteurs d'une ILMI comparativement à la population en général. Quoi qu'il en soit, selon mon expérience clinique, chez un lombalgique porteur d'une ILMI, lorsque l'indication est précisée par un examen physique pertinent, une correction de l'inégalité améliore souvent la condition.

Qu'en est-il de cet examen pertinent ? Le patient est examiné en position debout. Le médecin doit d'abord observer l'existence d'une scoliose, apprécier son importance, déterminer le sens de sa convexité au niveau lombaire et vérifier le niveau des crêtes iliaques. Classiquement, la crête iliaque est abaissée du côté du membre inférieur plus court, c'est-à-dire du côté de la convexité de la scoliose. Si tel est le cas, on ajoute une élévation graduée sous le talon du membre plus court (planchettes graduées) progressivement jusqu'à l'atteinte d'un nivellement des crêtes iliaques et surtout, jusqu'à la perception par le patient d'un état de confort postural. On attend une minute ou deux puis on enlève l'élévation et le patient redépose son talon sur le sol. S'il décrit alors une sensation de chute de ce côté ou s'il perçoit un inconfort par déséquilibre (ce que j'appelle le "signe de la chute"), il y a indication de prescrire la correction. La présence de ce signe est indispensable pour justifier la prescription. Dans le cas où la correction nécessaire est de moins d'un centimètre, le médecin prescrit une talonnette à insérer dans la chaussure. Pour plus d'un centimètre, la correction doit être réalisée sur la chaussure par un orthésiste. Pour chaque centimètre supplémentaire d'élévation au talon, on ajoute 0,5 centimètre à la semelle.

Il peut arriver qu'une attitude scoliotique soit due non pas à une ILMI, mais à un bassin congénitalement asymétrique. Le sacrum peut alors être implanté de biais dans le bassin osseux. La vertèbre L5 repose ainsi sur un socle sacral incliné imposant un redressement scoliotique du rachis lombaire sus-jacent. Les scolioses de ce type ont tendance à devenir structurales à l'âge adulte. Malgré tout, dans le cas où l'ajout d'une élévation appropriée permet de réduire au moins partiellement cette courbure et dans le contexte de la présence du "signe de la chute" à l'examen clinique, il y alors avantage à prescrire la correction.

Voici enfin une situation plus rare, mais observée en clinique à l'occasion. L'examen montre une ILMI avec un bassin incliné et abaissé du côté du membre inférieur plus court. Toutefois, on constate que la convexité de la courbure lombaire, au lieu d'être normalement dirigée du côté du membre inférieur plus court, se projette du côté opposé. Cette scoliose paradoxale, probablement reliée à un bassin asymétrique, ne peut pratiquement pas être corrigée. L'ajout d'une élévation au membre inférieur plus court aggrave l'inflexion lombaire alors que tenter de corriger la scoliose en soulevant le membre inférieur plus long, c'est-à-dire celui du côté de la convexité ne peut qu'empirer la situation. Dans les deux cas, le patient subira un grand inconfort postural et l'absence du "signe de la chute" confirmera la contre-indication à la prescription d'une correction (figure 44).

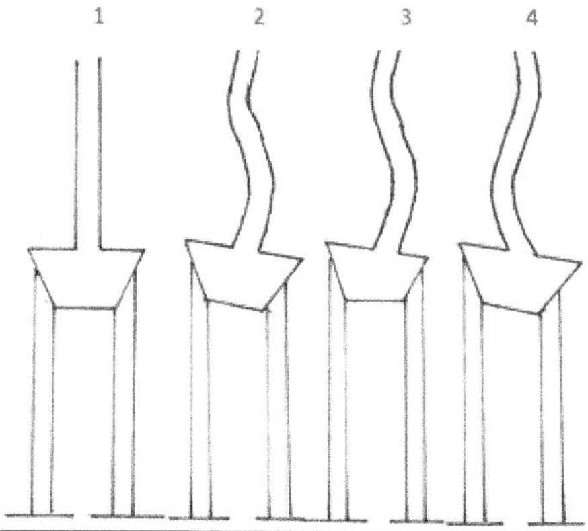

Modèle 1 : aspect normal ; les membres inférieurs sont d'égale longueur

Modèle 2 : membre inférieur droit (MID) plus court; convexité droite ; la correction par élévation au pied droit est efficace en général

Modèle 3 : membres inférieurs d'égale longueur, mais obliquité congénitale du bassin ; l'élévation au pied droit augmentant la longueur du MID pour corriger la scoliose peut être efficace ; la perception d'une sensation de confort et le "signe de la chute" doivent être présents à l'examen clinique (voir le texte)

Modèle 4 : scoliose paradoxale ; avec un membre inférieur droit plus court, on s'attendrait à une convexité droite ; la convexité est cependant à gauche ; une correction ne peut pas aider et est contre-indiquée.

Figure 44 – Indications d'une correction d'inégalité de longueur des membres inférieurs (ILMI)

4.4 L'ostéoporose

Le tissu osseux fait l'objet d'un constant remaniement. Au cours de la vie, un équilibre doit s'établir entre le remodelage par les ostéoblastes[62] et la résorption par les ostéoclastes[63]. Avec l'âge, la résorption prend le dessus et l'ostéopénie s'installe inexorablement. À un âge plus avancé, avec un rythme variable d'une personne à l'autre, sans traitement approprié la condition évolue vers l'ostéoporose qui comporte les risques

[62] Ostéoblaste : Cellule du tissu osseux responsable de la synthèse de la matrice extracellulaire, substance pré-osseuse protéique servant de trame sur laquelle se déposent les minéraux pour former l'os.

[63] Ostéoclaste : Grosse cellule osseuse ayant les caractéristiques d'un macrophage et qui est responsable de la résorption osseuse. Elles agissent dans le cadre du remodelage osseux en synergie avec les ostéoblastes.

fracturaires connus. Cette atrophie osseuse survient plus hâtivement et de façon plus marquée chez la femme en particulier après la ménopause. Diverses conditions sont aussi susceptibles d'accélérer l'évolution vers l'ostéoporose. La corticothérapie systémique prolongée, certaines carences alimentaires, la sédentarité et le tabagisme sont autant de perturbateurs de la synthèse osseuse.

La colonne vertébrale est particulièrement vulnérable et, chez les personnes âgées, des affaissements de corps vertébraux surviennent fréquemment surtout au niveau dorsal moyen. La portion antérieure du corps vertébral, soumise à des contraintes compressives plus marquées, s'affaisse d'abord, donnant à la colonne dorsale son aspect voûté caractéristique. La plupart du temps, la déformation cyphotique est amorcée par la dégénérescence et la perte de hauteur discales (Adams, Bogduk, Burton et Dolan, 2006). À mesure que la cyphose augmente, la portion supérieure du tronc, le cou et la tête se déplacent vers l'avant entraînant aussi un déplacement vers l'avant du CG et de la LG qui se projette ainsi en avant du centre d'appui podal. Pour ne pas chuter vers l'avant, les muscles érecteurs du rachis doivent alors compenser en comprimant la colonne de façon suffisante pour maintenir l'équilibre avec comme conséquence une progression de la déformation cyphotique.

Des recherches chez les animaux ont démontré une augmentation de la densité minérale osseuse (DMO) lorsqu'un niveau optimal de forces compressives dynamiques (cycliques) est appliqué sur les os testés. Si cette force compressive dynamique est insuffisante ou encore si on applique une force compressive statique, aucun effet ostéogénique n'est produit (Martin et MacCulloch, 1987). À l'inverse, des forces compressives dynamiques trop importantes en poids et/ou en fréquence cyclique causent une accélération de l'évolution dégénérative disco-zygapophysaire et engendrent des lésions osseuses avec micro-fractures par fatigue mécanique, ce qu'on retrouve à l'autopsie dans la plupart des corps vertébraux de cadavres. Cette observation fait dire à Adams, Bogduk, Burton et Dolan (2006) que les lésions des vertèbres par fatigue d'origine compressive sont communes au cours de la vie.

Donc on comprend que l'application de forces compressives dynamiques sur la colonne est nécessaire pour maintenir une DMO optimale. Pas assez de force n'aide pas et trop de force est nocif. Si, dans la vie de tous les jours, les contraintes mécaniques imposées à la colonne par la posture normale qu'adoptent les êtres humains dans les activités de la vie quotidienne sont suffisantes pour produire des micro-fractures des corps vertébraux, c'est que les forces compressives appliquées sont trop grandes. En conséquence, l'application des mesures de prévention posturale décrites plus haut devrait constituer à notre avis le juste milieu entre trop et pas assez pour assurer, d'une part, le maintien optimal de la DMO vertébrale et, d'autre part, pour éviter l'impact délétère de la surcharge pondérale sur la colonne.

Le maintien de l'activité physique pendant la vie entière, dans le respect des mesures de prévention posturale et accompagnée d'un programme approprié d'exercices spécifiques à la colonne vertébrale et d'exercices généraux comme la marche, demeure la base de la prévention et du traitement de l'ostéoporose. Une saine alimentation avec un apport calcique et en vitamine D suffisant et l'abstention du tabac sont des conditions gagnantes pour maîtriser ou retarder l'ostéoporose. Pour le reste, mentionnons qu'il existe plusieurs sortes de médicaments pour traiter l'ostéoporose, principalement ceux de la famille des biphosphonates. Selon les circonstances cliniques et le jugement du médecin traitant, d'autres médicaments calcifiants peuvent être indiqués, en particulier la calcitonine, la parathormone ou le tamoxiphène.

4.5 Cannes, béquilles, marchettes (déambulateur ou cadre de marche)

Ces instruments sont des aides à la marche fréquemment utilisés dans le cadre de nombreuses conditions pathologiques des membres inférieurs dans le but de diminuer la charge et augmenter la stabilité. Ces aides sont en fait des prolongements des membres supérieurs destinés à transformer le bipède en quadrupède grâce à l'ajout d'un ou deux appuis antérieurs au sol permettant l'atteinte des objectifs de stabilité et de décharge pondérale. Dans ce contexte de décharge pondérale, n'est-il pas logique de penser que de tels instruments devraient être bénéfiques dans les cas de problèmes vertébraux d'origine mécanique où justement la mise en charge a un rôle important à jouer ? La réponse est mitigée. Oui dans certaines situations, non dans d'autres.

La hernie discale lombaire en phase aiguë en demeure la première indication. La présentation habituelle de cette condition comprend une douleur lombaire intense, un blocage antalgique de tous les mouvements lombaires, une scoliose antalgique, un Valsalva positif (douleur accentuée en éclair à l'effort de défécation). Généralement, une personne dans cet état ne se déplace que de façon lente et précautionneuse. Toutes les tentatives de verticalisation et de déplacement se font très difficilement. Le sujet tend spontanément à s'appuyer sur tout objet ou meuble à proximité pour diminuer de façon intuitive et réflexe la charge algogène sur la colonne lombaire. Canne, béquilles ou marchette selon le jugement du médecin dont le choix dépendra de l'état clinique du patient, de son état de santé général et des conditions associées, peuvent alors être d'un certain secours pour permettre à la personne de courts déplacements exigés pour satisfaire les besoins de base de la vie quotidienne. Un autre avantage est d'éviter l'alitement continu et permettre une verticalisation hâtive diminuant ainsi la morbidité de la condition. En général, la phase aiguë d'une hernie discale lombaire ne dépasse pas quelques jours à une à deux semaines. Aussi, l'utilisation d'une aide à la marche pour cette condition ne doit pas dépasser cette période et la recommandation du médecin doit en tenir compte.

Il existe une autre indication de prescrire une aide à la marche dans le cadre des conditions reliées en partie à cette mécanique compressive abusive que nous infligeons candidement à notre colonne vertébrale dans la vie quotidienne et dans le cadre des conséquences à long terme de ce comportement postural. Il s'agit, d'une part, des complications neurophysiologiques de la hernie discale et, d'autre part, des sténoses spinales et foraminales dites dégénératives avec radiculopathies ou myélopathies compressives par rétrécissement des foramen intervertébraux ou du canal spinal. On assiste alors à des déficits sensitivo-moteurs divers qui dépendent des niveaux vertébraux concernés. Les troubles fonctionnels consécutifs perturbant la marche peuvent alors être partiellement compensés par l'utilisation d'orthèses et d'une aide à la marche.

Toutefois, nous nous devons ici de décrire une contre-indication formelle à l'ordonnance d'une aide à la marche. Une telle ordonnance, à l'instar d'une demande d'examens d'imagerie médicale sophistiqués dans le même contexte, est en effet totalement contre-indiquée chez tout rachialgique en voie de chronicisation ou chez toute personne répondant aux critères de signaux d'alerte de ce danger à moins qu'une cause spécifique n'explique le tableau douloureux. L'utilisation de cannes, béquilles ou marchettes contribue à créer une imprégnation cérébrale de l'image de personne handicapée. Ces instruments symbolisent hautement les notions d'infirmité, d'invalidité ou d'impotence et confortent la personne dans son cheminement vers la chronicité en confirmant de façon ostentatoire cette fausse idée qu'elle est gravement malade.

5. Les sept préjugés posturaux capitaux sur le mal de dos

Jusqu'aux dernières décennies de l'histoire de l'espèce humaine, la méconnaissance des lois physiques régissant le fonctionnement de la colonne vertébrale a donné lieu à des interprétations de ses manifestations douloureuses en se basant plus sur les apparences que sur la réalité scientifique telle qu'établie aujourd'hui. Et même de nos jours, de nombreux préjugés issus d'une interprétation erronée des connaissances scientifiques actuelles continuent d'être véhiculés dans la population. Le cerveau humain cherche une explication à tout mal qu'il perçoit en provenance du corps qu'il domine. Une explication, même fautive, le satisfait à la condition qu'elle ait une apparence de vérité. Un homme célèbre avait dit jadis « Il n'est pire aveugle que celui qui ne veut pas voir ». Les préjugés ont la vie dure ! La persistance de ces préjugés qui occultent les notions de microtraumatismes répétitifs compressifs tels qu'élaborés au chapitre 3, contribue à perpétuer des comportements posturaux et des attitudes délétères pour la colonne. C'est pourquoi j'ai relevé sept préjugés qualifiés de capitaux parce qu'ils sont à la base de ces comportements posturaux et attitudes qui s'imprègnent en nous dès l'enfance et prédisposent aux maux de dos à l'âge adulte.

5.1 Premier préjugé : « Enlève tes coudes de la table »

Les enfants ont une forte propension naturelle et innée à rechercher les appuis. Assis à la table lors des repas ou pour toute autre activité (ludiques, scolaires, etc.), immanquablement ils chercheront appui en mettant les coudes sur la table, une position traditionnellement non conforme aux règles de bienséance. C'est peut-être un peu moins le cas de nos jours, mais autrefois, de façon systématique, les parents croyant bien faire pour enseigner les bonnes manières à leur progéniture (l'équivalent de cette croyance qu'il fallait forcer les enfants gauchers à devenir droitiers), les réprimandaient en leur disant d'enlever les coudes de la table et de ne pas s'appuyer. Sans appui, la colonne doit se stabiliser en s'imposant un effort réflexe compressif compensatoire. Et comme s'asseoir à la table est un geste fréquent, voire répétitif, nous voilà bien engagés dans la voie des futurs maux de dos à l'âge adulte. En conséquence, une bonne éducation préventive des maux de dos exige donc de favoriser chez l'enfant cet élan instinctif à chercher des appuis même en mettant les coudes sur la table (figure 18, page 80).

5.2 Deuxième préjugé : « Tu te tiens tout croche. Tu peux bien avoir mal dans le dos ! » ...ou encore en jargon québécois, « T'es tout effouerré, tu vas avoir la colonne croche ! »

Voilà des affirmations souvent entendues, prononcées habituellement par des adultes s'adressant aux jeunes. Dans l'imaginaire populaire, le terme "croche" a un sens péjoratif. Un homme "croche" est mal vu ; un arbre "croche" doit être abattu. À l'opposé, le mot "droit" a bonne presse. La droiture d'une personne est louangée. Se "tenir debout" est une manifestation de courage. On "dresse" (dompte) un animal. Pas surprenant donc qu'un être humain qui se tient "tout croche" soit aussi mal vu. On applique à la colonne une vision traditionnelle de la définition de ces mots. Mais tout n'est pas si simple quand on s'adresse aux problèmes douloureux mécaniques de la colonne vertébrale. En effet, une personne prenant une posture courbée peut avoir une mauvaise posture, mais aussi en même temps, paradoxalement, une bonne posture. Munie d'un appui la débarrassant de l'effet compressif autrement nécessaire pour sa stabilisation, la colonne peut se courber facilement et impunément. L'évolution paléontologique du reptile primordial a fait de la colonne vertébrale des mammifères un tuteur dont la fonction naturelle est justement de pouvoir se courber. Par contre, dans le contexte d'un effet compressif, comme lorsqu'une personne prend une position penchée sans appui ou soulève une charge, toute courbure ou torsion devient carrément nocive sur les articulations discales et zigapophysaires avec probabilité, si le geste fautif est répétitif, de l'installation d'un syndrome douloureux à plus ou moins brève échéance.

Donc, il n'y a aucun problème à s'affaler, même avec la colonne "toute croche" si celle-ci bénéficie d'un appui efficace (voir la question du contre-appui à la section 1 du présent chapitre). Gros problèmes en vue dans le cas contraire où la colonne doit se stabiliser dans une position scoliotique soumise à un effet compressif sur des articulations vertébrales désalignées ! Quant à la bienséance issue de nos traditions ancestrales, il y a toujours moyen de prendre appui discrètement et de façon acceptable socialement. En dépit des apparences, mieux vaut une colonne "croche" bien appuyée qu'une colonne droite à la militaire.

5.3 Troisième préjugé : « Je me suis déchiré un muscle dans le dos ! »

Voilà une explication simple, mais aussi simpliste, de la présence d'une douleur vertébrale, surtout si cette dernière est survenue lors d'une activité sportive, d'un geste brusque quelconque ou d'un effort important. Attribuer un mal de dos à une déchirure musculaire relève de l'imaginaire populaire habitué à lire ou entendre cette expression de la part des commentateurs sportifs dans les médias d'information. Avec les connaissances actuelles, on ne peut imputer le mal de dos à une déchirure ou à une élongation musculaire qui sont plutôt l'apanage des muscles des extrémités comme le plantaire grêle au mollet ou les ischio-jambiers à la cuisse à la suite d'une fatigue musculaire excessive ou d'un effort important. À ce jour, au niveau de la musculature spinale, dans le cadre des douleurs vertébrales d'origine mécanique, aucune étude n'a démontré l'existence d'une déchirure ou élongation. D'ailleurs, des sommités dans le domaine orthopédique ont aussi mis en doute l'existence de déchirures musculaires dans le même contexte (Bogduk, 2005).

Ce constat ne veut pas dire toutefois qu'il n'y a pas de douleur d'origine musculaire dans le domaine des rachialgies. Les cliniciens du système locomoteur ont tous observé, au cours de leur carrière, des cas de scoliose antalgique le plus souvent en lien avec les manifestations d'une hernie discale. Dans cette situation, s'établit un circuit neurophysiologique de défense entraînant un spasme paravertébral habituellement unilatéral, mais à l'occasion bilatéral plaçant la colonne vertébrale dorsolombaire ou cervicale dans une position rigide de protection. La douleur d'origine musculaire et spinale accompagnant cette situation peut être grave et toute tentative du sujet de prendre une posture fautive, c'est-à-dire à effet compressif sur le rachis, est bloquée par un accroissement de cette douleur le protégeant ainsi contre une aggravation de la hernie discale. C'est probablement une des raisons qui expliquent la rareté des myélopathies ou des syndromes de la queue de cheval d'origine discale, les deux conditions devenant, le cas échéant, des urgences chirurgicales. Le syndrome myofascial paravertébral, avec ses points de déclenchement douloureux segmentaires témoignant de zones de tension musculaire, est une autre manifestation des dérangements vertébraux mécaniques. Une ischémie locale avec libération de médiateurs algogènes demeure une hypothèse crédible permettant d'expliquer la douleur musculaire dans ces cas de spasme ou tension musculaire localisée.

Donc, les cas de rachialgies mécaniques communes peuvent s'accompagner de douleur musculaire d'origine tensionnelle, mais, jusqu'à maintenant, aucune preuve de l'existence de déchirure des muscles spinaux n'a été établie. La souffrance musculaire n'est souvent que le témoin d'une condition plus profonde que l'on se doit de rechercher cliniquement. Il est donc incorrect d'affirmer que l'on s'est déchiré un muscle dans le dos lorsqu'on souffre d'une douleur vertébrale à la suite d'un effort ou même d'un geste brusque.

5.4 Quatrième préjugé : En clinique de consultation chez le généraliste ou un spécialiste du système locomoteur, on entend souvent dire : « Docteur, mon arthrose me fait mal ! »

Au chapitre 3, nous avons abordé le thème de l'arthrose dans l'optique où l'évolution des manifestations dégénératives caractéristiques de cette condition subit, en l'absence d'une discipline de prévention posturale, un effet d'accélération par les simples faits et gestes de la vie quotidienne de l'être humain. Des études épidémiologiques ont montré qu'à 50 ans, tous les êtres humains sont porteurs à divers degrés d'une spondylarthrose (Kovacs, Abraira, Peña, Martin-Rodriguez, Sánchez-Vera *et al.*, 2003). Et, comme nous l'avons répété à quelques reprises, l'arthrose en soi ne produit pas de douleur et accompagne tout à fait normalement le vieillissement. Toutefois, il est connu que le spondylarthrosique a une moins bonne tolérance à l'effort. Il n'est donc pas surprenant de voir chez lui une augmentation de la fréquence des maux de dos surtout dans la phase d'instabilité (voir la figure 15, page 55) de ce processus dégénératif évolutif. Si la majorité des gens porteurs de spondylarthrose identifiable à l'imagerie médicale n'ont pas de douleur, la plupart en ont eu ou en auront accompagnant une hernie discale, une fissure annulaire radiale, un traumatisme compressif d'un plateau, une ostéoarthrite zygapophysaire (phase inflammatoire d'une arthrose autrement non symptomatique) ou une complication sténotique foraminale ou spinale. Ainsi, l'arthrose vertébrale, issue d'un processus de vieillissement normal, n'est pas de nature pathologique et ne constitue pas une maladie ; elle fait partie de la vie humaine normale. Par conséquent, ce n'est pas l'arthrose qui fait mal, mais certaines conditions ou états l'accompagnant.

5.5 Cinquième préjugé : « Il faut renforcer les muscles du dos ! »

Il m'est souvent arrivé de lire cette affirmation sur des brochures destinées à la prévention des maux de dos ou de l'entendre de la part de patients convaincus de la nécessité de "renforcer les muscles du dos" pour contrôler ce mal qui les affecte. Cependant, compte tenu des connaissances actuelles portant sur la biomécanique vertébrale, voilà une affirmation surprenante lorsqu'elle émane de professionnels de la santé. Un tel énoncé doit être justifié sur le plan biomécanique. Or l'analyse des forces agissant sur la colonne contredit cette prétention. En effet, le vecteur de force de la musculature spinale, permettant la résistance antigravitaire et le maintien de la position debout sans appui, est postérieur à l'axe de rotation transversale de chacune des vertèbres et assure ainsi le redressement du tronc et de la tête, mais ceci au prix d'un effet mécanique compressif axial. Pour permettre la verticalisation, ce mécanisme s'applique de façon continue lorsque la personne est en état d'éveil et réalise ses diverses activités de la vie quotidienne. Les muscles spinaux compressifs sont donc constamment sollicités et exercent de façon réflexe leur rôle indispensable de stabilisation du tronc. Ces muscles développent alors des contractions isométriques (maintien de postures statiques) ou isotoniques (soulèvements de charges) et appliquent sur la colonne une force compressive variable allant de légère à sous-maximale en fonction des besoins de stabilisation.

Étant constamment sollicités au cours de la vie active, ces muscles lordosants développent une force démesurée par rapport à d'autres muscles dits délordosants, en particulier les muscles abdominaux qui sont insuffisamment sollicités. Ce mécanisme devient responsable du déséquilibre lombo-pelvien dont nous avons parlé plus haut dans ce chapitre. La rétraction lentement progressive subséquente des structures spinales postérieures est aussi en partie responsable de la légère réduction de la taille des personnes au cours de la vie, accompagnée à l'occasion de fractures ostéoporotiques chez les personnes âgées. Les programmes d'exercices vertébraux doivent donc tenir compte des contractures à effets lordosants au niveau lombaire et cyphosants au niveau dorsal. En regard de ces contractures et de la faiblesse des muscles abdominaux, les exercices doivent étirer les muscles dorso-lombaires (et non les renforcer) et renforcer les muscles abdominaux. Ainsi, "renforcer le dos" ce n'est pas renforcer les muscles du dos, mais les étirer et renforcer les abdominaux.

5.6 Sixième préjugé : « Je pense que je me suis déplacé une vertèbre »

On entend encore souvent cette expression aujourd'hui pour décrire leur mal par certaines personnes. Ce langage populaire et imagé fait un peu partie de l'histoire du Québec et remonte à l'ère révolue des "ramancheurs " et "rebouteux" qui ont connu une heure de gloire durant une période où la médecine ignorait les causes du mal de dos et le négligeait pour concentrer ses efforts sur les maladies graves et souvent mortelles de l'époque. Ce disant, je dénie toute allusion péjorative à l'égard de ces "guérisseurs" qui, grâce à la maîtrise innée de méthodes manipulatives et autres thérapies manuelles, ont réussi dans le passé à soulager bien des gens d'un mal alors boudé par la médecine.

En fait, les vertèbres ne se déplacent pas. Grâce à la configuration de leurs articulations postérieures, elles sont emboîtées les unes sur les autres et solidement fixées par un ensemble musculo-capsulo-ligamentaire autorisant certains mouvements, mais prévenant la désarticulation ou le "déboîtement". Deux exceptions cependant : une instabilité peut survenir dans le cas de traumatisme grave avec fracture de l'arc postérieur ayant un potentiel de complications sérieuses ou encore à l'occasion d'une spondylolyse avec spondylolisthésis ou d'un spondylolisthésis dégénératif. Il peut arriver aussi que, radiologiquement, on observe une légère inclinaison ou un léger porte-à-faux d'une vertèbre sur une autre souvent décrit comme étant une subluxation. Ce phénomène est habituellement causé par une tension anormale ou un spasme de muscles spinaux courts du plan musculaire profond, le plus souvent secondaire à une inflammation d'origine mécanique d'une articulation postérieure adjacente ; mais il ne s'agit pas au sens strict d'un déplacement de vertèbre. La résolution de ce spasme par manipulation accompagnée d'un soulagement de la douleur explique en partie le succès de cette technique thérapeutique.

On parle souvent de disques déplacés. En fait, pas plus les disques que les vertèbres ne se déplacent, car ils sont solidement ancrés entre les vertèbres. Les disques peuvent faire protrusion ou hernie à la suite de contraintes compressives à cause d'une défaillance de l'*annulus fibrosus*, mais ils ne se déplacent pas comme une pièce mécanique ou un engrenage qui se désengage.

5.7 Septième préjugé : « Mal de dos, mal du siècle »

Le réputé professeur Robert Maigne (1923-2012), une sommité mondiale dans le domaine de l'évaluation et du traitement des douleurs vertébrales mécaniques a intitulé une de ses publications *Mal de dos, mal du siècle* (1983). Mais, dès le début de son ouvrage, il prend soin d'apporter des nuances à cet énoncé et affirme sans ambages que « *Les hommes ont toujours eu mal au dos* (p. 13). En effet, le mal de dos d'origine mécanique est intimement lié à la bipédie comme nous en faisons la démonstration aux chapitres 2 et 3. Depuis la nuit des temps, ce mal guette le bipède et s'insinue dans sa vie quotidienne sans avertissement. Un mal universel, un mal de tous les temps ! Divers facteurs font que le mal de dos devient plus apparent depuis le milieu du XXe siècle. L'augmentation de l'espérance de vie, la progression de la sédentarité avec fragilisation de la colonne par déconditionnement physique, la plus grande disponibilité des soins de santé incitant à la consultation médicale ou paramédicale au moindre malaise, sont tous des facteurs qui ont contribué, au cours des dernières décennies, à mettre ce mal en évidence. Notre siècle n'a pas l'apanage du mal de dos. Ce mal a toujours existé et la bipédie se chargera de l'entretenir. La seule façon de réduire son impact est d'appliquer le mieux possible les mesures de prévention posturales décrites à la section 4 de ce chapitre : empêcher la surcharge tout en maintenant un niveau compressif optimal sur le rachis et réaliser un programme d'exercices qui répond aux besoins mécaniques spécifiques d'une colonne soumise à des surcharges compressives répétitives au cours de la vie quotidienne des êtres humains.

Conclusion

Après avoir calculé et analysé de façon détaillée, au chapitre 2, les forces compressives répétitives agissant sur la colonne vertébrale humaine au cours des activités normales de la vie quotidienne, après avoir décrit les conséquences délétères de l'application de ces forces compressives répétitives sur les tissus relativement fragiles des articulations vertébrales portantes au chapitre 3, le chapitre 4 est venu proposer, face à ces agressions mécaniques, un comportement postural préventif original et inédit dans la documentation médicale portant sur les maux de dos. Ce chapitre a donc exposé dans le détail, en les justifiant, les diverses mesures de prévention posturale déduites des calculs précédents et que tout être humain devrait mettre en pratique dans sa vie quotidienne.

A suivi un programme d'exercices physiques rationnel élaboré pour répondre aux conséquences des contraintes compressives sur la colonne. Chaque exercice est conçu dans le but de contrer les effets du déconditionnement physique et est motivé par la nécessité de renforcer certains groupes musculaires et d'étirer des structures musculo-tendineuses et ligamentaires rétractées.

Enfin, après avoir décrit dans le détail une nouvelle façon de vivre sur le plan postural pour les héritiers de la bipédie, nous avons inclus dans ce chapitre une analyse critique de l'approche thérapeutique médicale traditionnelle qui dépeint dans quel esprit il faut voir les progrès scientifiques spectaculaires réalisés dans le domaine de l'investigation et du traitement des maux de dos au cours des récentes années.

Conclusion générale

Le message que veut livrer ce livre se résume en une phrase. Les activités normales de la vie quotidienne des êtres humains surchargent la colonne vertébrale qui doit être allégée par des moyens préventifs à la portée de tout le monde. En effet, ce travail est basé sur un postulat : les contraintes mécaniques répétitives auxquelles la colonne vertébrale des êtres humains est soumise dans leur vie quotidienne pour la majeure partie de leur vie seraient responsables d'une accélération de l'évolution dégénérative des articulations discales et apophysaires et expliqueraient la généralisation des maux de dos au sein de l'humanité. En conséquence, un contrôle préventif de ces contraintes mécaniques indues s'avérerait nécessaire.

Pour conclure ce travail, il nous paraît opportun, dans un premier temps, de porter à notre réflexion les grandes orientations que devrait prendre la recherche au cours des prochaines années au chapitre des maux de dos. Puis, dans un deuxième temps, nous laisserons aller notre imagination pour tenter de concevoir à quoi pourrait ressembler la colonne vertébrale des êtres humains du futur après la survenance d'un saut évolutif adaptatif.

1. Dans un proche avenir

De tout temps, les êtres humains ont manifesté une grande fierté à l'égard de leur bipédie qui les a nettement distingués des autres mammifères tout en leur conférant un sentiment de supériorité. Conséquence des lois de la gravité, leur colonne vertébrale d'origine ichtyologique, saurienne, puis quadrupédique en a payé le prix. Les articulations portantes étagées de cette charpente segmentée n'étant pas conçues pour supporter les charges répétitives telles que nous les avons analysées et détaillées dans ce livre ont répondu par une accélération de leur évolution dégénérative et par des épisodes de douleur de fréquence et d'intensité variables d'une personne à l'autre. S'ensuivent la consultation médicale et le magasinage d'une pléthore de traitements dont l'efficacité doit être qualifiée de mitigée.

Il faut pourtant souligner ici que l'approche médicale des maux de dos a considérablement changé et progressé au cours des dernières années tant au niveau de la reconnaissance de la source des douleurs vertébrales ou d'origine vertébrale qu'au niveau des modalités thérapeutiques préconisées. Grâce à des méthodes d'investigation perfectionnées, on a précisé les structures qui génèrent la douleur et on a ainsi mieux ciblé les mesures thérapeutiques proposées au patient.

Cependant, toute douleur vertébrale n'a pas nécessairement une indication de traitements médicaux. Plus encore, la médicalisation indue de douleurs vertébrales communes et d'origine mécanique peut même s'avérer délétère comme en témoigne un certain nombre de cas de chronicisation ou de dépendance aux traitements. Ainsi, c'est probablement dans la détermination et la précision des indications des traitements médicaux que se feront les recherches de pointe au cours des prochaines années. Il faut arriver à répondre de façon claire et précise à la question : quand une personne doit-elle consulter un médecin pour une douleur vertébrale ?

La vertébralgie commune affectant une grande partie de la population humaine à un moment ou un autre de la vie nécessite rarement des traitements médicaux. Éviter une consultation médicale inutile lors d'épisodes de maux de dos de cette nature rendra service à la société en contribuant à désengorger les systèmes de santé dont les services doivent être réservés aux pathologies et non aux troubles fonctionnels bénins quel qu'incommodants qu'ils soient. Toutefois les critères d'innocuité d'une vertébralgie doivent pouvoir être précisés auprès du public en vue de s'assurer que ce mal dont il souffre relève bien d'une condition mécanique bénigne et n'est pas la manifestation peu fréquente d'une pathologie nécessitant un diagnostic et un traitement. On ne doit pas consulter pour rien. Mais on doit savoir quand consulter !

Le pronostic spontané de ces malaises est bon avec de simples mesures à domicile et l'application d'une prévention appropriée. Un des grands objectifs de ce travail concerne justement la prévention et le contrôle postural de ce genre de douleur à l'aide de moyens à la portée de tous. L'ensemble de la documentation médicale portant sur les maux de dos se rejoint sur l'importance et la nécessité d'appliquer des mesures de prévention posturale pour tenter d'endiguer le fléau des maux de dos. Toutefois, les mesures de prévention suggérées, la plupart du temps, s'adressent à des populations sectorielles comme les travailleurs à risque ou se limitent en général à quelques éléments de postures qui, bien qu'étant généralement appropriées ou carrément erronées dans certains cas, me paraissent tout à fait insuffisantes pour contrer les forces compressives répétitives supportées par la colonne vertébrale humaine au cours des activités normales de la vie quotidienne.

Nous avons en effet, dans les chapitres 2 et 3, établi la preuve mathématique de l'imposition de surcharges pondérales répétitives sur le rachis au cours des activités normales de la vie quotidienne des êtres humains et de leur effet délétère sur les articulations portantes. Cependant, les preuves statistiques manquent quant à l'efficacité de l'application des mesures de prévention posturale telles que décrites dans cet ouvrage. La démonstration de l'efficacité de l'application de cet ensemble de mesures préventives dans la vie quotidienne de tout un chacun jumelé au programme d'exercices recommandé ne sera pas chose facile, mais elle demeure un projet réalisable et elle constitue un défi pour les prochaines années. La société sortirait gagnante d'investir des fonds de recherche dans un tel projet.

Durant les années 1980, des fonds importants ont été injectés pour la réalisation de l'étude Spitzer (Spitzer 1987). Cette dernière a finalement conclu au peu d'efficacité de l'approche thérapeutique traditionnelle des maux de dos basée sur des interventions passives. Il est devenu temps de passer à l'exploration de nouvelles avenues thérapeutiques plus proactives comme le suggère notre proposition motivée d'application systématique de mesures de prévention posturale au cours des activités de la vie quotidienne jumelées à un programme spécifique d'exercices. Mais la preuve de son efficacité doit être établie.

Seule une étude de cohortes de longue durée, c'est-à-dire une étude statistique prospective longitudinale fondée sur deux groupes de sujets (groupe d'étude et groupe témoin), débutant au plus tard chez le jeune adulte, pourrait s'avérer fiable si elle est accompagnée de moyens de vérification pour s'assurer que les consignes sur la prévention et les exercices sont bien appliquées. Les biais potentiels à contrôler sont nombreux comme la non-observance des consignes ou la non-reconnaissance de la source d'une douleur projetée. Une telle étude s'avère indispensable dans un proche futur pour valider notre proposition d'une nouvelle approche thérapeutique des maux de dos issue d'un constat prouvé de surcharges compressives répétitives sur la colonne vertébrale lors des activités normales de la vie quotidienne des êtres humains.

2. Dans un futur lointain

Bien malin qui peut prédire l'évolution morphologique de la colonne vertébrale humaine au cours des prochaines dizaines ou centaines de milliers d'années. Une chose est certaine : comme rien n'est stable dans le monde connu, évolution il y aura. Elle accompagnera de façon parallèle les changements évolutifs qui surviendront pour d'autres parties du corps humain et pour les autres êtres vivants dont les gènes sont programmés pour créer une adaptation dont le défaut condamne l'organisme à la disparition. Les bouleversements environnementaux en cours débouchant à court terme sur une situation chaotique de l'écosystème acculeront l'humanité, à l'instar de nombreuses autres espèces, à une alternative incontournable : soit l'extinction, soit l'adaptation aux nouvelles conditions géophysiques qui deviendront un facteur déclenchant de diverses mutations génétiques à la source de changements morphologiques et physiologiques chez les êtres vivants.

L'intelligence humaine a permis les progrès technologiques qui ont propulsé l'être humain au sommet de la pyramide de la vie. Avec une croissance démographique sans précédent dans l'histoire, avec un pillage systématique de son milieu de vie pour satisfaire son appétit vorace et boulimique des ressources terrestres, seule une génopsychopathie (néologisme) suicidaire inhérente à l'humanité peut expliquer que cette même intelligence n'ait pas déjà pris des mesures draconiennes pour empêcher sa dégringolade dans un proche avenir. Une apoptose programmée ! Advenant toutefois la survie de l'humanité dans ce contexte, il devient inévitable que surviennent des changements morphologiques et physiologiques adaptatifs soutenus par des mutations génétiques. Un véritable saut évolutif se produira vraisemblablement. Nul ne peut prédire l'impact évolutif que ce nouvel environnement imposera aux gènes responsables de la genèse des tissus vertébraux. L'évolution de la vie sur terre a toujours fait preuve d'une grande créativité pour s'adapter. Elle procède par essai-erreur-succès : c'est l'élimination si erreur et survie si succès. Assisterons-nous à une réduction ou une augmentation du nombre de vertèbres ? Y aura-t-il fusionnements de segments vertébraux ? Le cheminement évolutif du corps humain débouchera-t-il sur une trajectoire de stabilisation de la colonne vertébrale ? Assisterons-nous à une réduction de la segmentation comportant le préjudice d'une perte partielle de la mobilité (processus d'atrophie articulaire) ou à une augmentation de la taille des surfaces portantes (processus d'hypertrophie articulaire) imposant moins de charges par cm^2 aux surfaces articulaires de la colonne vertébrale ? Le mécanisme de verticalisation du corps humain décrit dans ce document sera-t-il modifié ? Pour remédier au manque de ressources, peut-on penser que la nature pourrait produire une nanisation du corps humain et de sa colonne vertébrale ? Dans cette liste de changements, l'imagination a tous les droits et ses propositions ne connaissent pas de limites. Quant au mal de dos, il est inutile et illusoire de chercher à comprendre comment il accompagnera ces changements évolutifs surtout dans le cadre d'un saut évolutif à l'échelle de milliers d'années.

Enfin, on ne peut passer sous silence ici les progrès fulgurants de l'intelligence artificielle survenus au cours des récentes années. Quand l'informatique s'allie à la cybernétique pour cumuler une quantité gigantesque de données mises à la disposition d'algorithmes capables de répondre, de concevoir et de solutionner en une fraction de seconde, on ne parle plus de simples machines, mais de véritables cerveaux artificiels supplantant les performances du cerveau humain. L'intégration éventuelle de cette "matière grise" artificielle au corps humain produira un organisme cybernétique extrêmement performant et permettra peut-être à l'humanité de traverser la crise environnementale imminente. Ce nouvel organisme bouleversera l'ordre ancien et les liens étroits tissés entre l'homme et la nature depuis la nuit des temps. Il accompagnera et modulera le saut évolutif des prochains millénaires.

La boîte crânienne est un prolongement céphalique de la colonne vertébrale. Ces structures osseuses sont de véritables carapaces abritant l'une le cerveau et l'autre la moelle épinière, centres névralgiques des fonctions et des comportements du corps humain. L'intelligence artificielle et la cybernétique modifieront en profondeur le fonctionnement de ces organes. Elles auront une répercussion évolutive majeure sur les caractéristiques génotypiques et phénotypiques craniocérébrales des êtres humains mutants du futur d'autant plus que les performances de l'intelligence artificielle permettront probablement une sélection précise des gènes chromosomiques désirés pour favoriser l'adaptation au nouvel environnement.

Références

Adams, M. A., Bogduk, N., Burton, K. et Dolan, P. (2006). *The biomechanics of back pain* (2e éd.). Amsterdam : Elsevier Science (1re éd. 2002).

Ammendolia, C., Kerr, M. S. et Bombardier, C. (2005). Back belt use for prevention of occupational low back pain : A systematic review. *Journal of Manipulative and Physiological Therapeutics*, *28*(2), 128-134.

Baillargeon, M. et Tougas, G. (2005). Comment s'installer à l'ordinateur. *Le médecin du Québec*, *40*(11), 99-101.

Battié, M. C., Videman, T., Kaprio, J., Gibbons, L. E., Gill, K. *et al.* (2009). The twin spine study : Contributions to a changing view of disc degeneration. *The Spine Journal*, *9*(1), 47-59.

Berge, C. (1998). *Les origines de l'homme.* Paris : Éditions Tallandier.

Bergeron, Y., Fortin, L. et Leclaire, R. (2008). *Pathologie médicale de l'appareil locomoteur.* Québec : Edisem-Maloine (1re éd. 1986).

Bigos, S. J., Holland, J., Holland, C., Webster, J. S., Battie, M. *et al.* (2009). High-quality controlled trials on preventing episodes of back problems : Systematic literature review in working-age adults. *Spine*, *9*(2), 147-168.

Bilodeau, M. (2017). Révolutionner le vélo par la science. *Québec Science*, *55*(9), 48-53.

Boden, S. D., Davis, D. O., Dina, T. S., Patronas, N. J. et Wiesel, S. W. (1990). Abnormal magnetic-resonance scans of the lumbar spine in asymptomatic subjets. *The Journal of Bone and Joint Surgery*, *72-A*(3), 403-408.

Bogduk, N. (2005). *Anatomie clinique du rachis lombal et sacré* (trad. par A. Guierre). Paris : Elsevier.

Brinjikji, W., Diehn, F. E., Jarvik, J. G., Carr, C. M., Kallmes, D. F. *et al.* (2015). MRI findings of disc degeneration are more prevalent in adults with low back pain than in asymtomatic controls : A systematic review and meta-analysis. *American Journal of Neuroradiology*, *36*(12), 2394-2399.

Buckwalter, J. A. (1995). Spine update. Aging and degeneration of the human intervertebral disc. *Spine*, *20*(11), 1307-1314.

Butler, W. F. et Smith, R. N. (1967). Age changes in the *nucleus pulposus* of the non-ruptured intervertebral disc of the cat. *Research in Veterinary Science*, *8*, 151-156.

Carnier, P., Gallo, L., Sturano, E., Piccinini, P. et Bittante, G. (2004). Prevalence of spondylosis deformans and estimates of genetic parameters for degree of osteophytes development in italian boxer dogs. *Journal of Animal Science*, *82*(1), 85-92.

Carpentier, M. (2017). Les rêveries de la femme sauvage. *Le Devoir*, rubrique "Culture/danse", 4-5 février, E-3.

Chusid, J. G. (1970). *Correlative neuroanatomy and functional neurology*. Los Altos, CA : Lange Medical Publications.
Cobb, J. R. (1948). Outline for the study of scoliosis. *American Academy of Orthopaedic Surgeons Instructional Course Lectures*, *5*, 261–275.
Coppens, Y. (2008). *L'histoire de l'homme*. Paris : Éditions Odile Jacob.
Diao, B., Diao, Y., Fall, P. A., Ngom, G., Fall, B. *et al.* (2008). Syndrome de Prune Belly : aspects épidémiologiques, cliniques et thérapeutiques, *Progrès en urologie*, *18*(7), 470-474.
Friberg, O. (1983). Clinical symptoms and biomechanics of lumbar spine and hip joint in leg length inequality. *Spine*, *8*(6), 643-651.
Giles, L. G. F. et Taylor, J. R. (1981). Low-back pain associated with leg length inequality. *Spine*, *6*(5), 510-521.
Hansen, J. H. (1959). Comparative views of pathology of disk degeneration in animals. *Laboratory Investigation*, *8*, 1242-1265.
Kerrigan, D. C., Johansson, J. L. et Karvosky, M. E. (2001). Women's shoes and knee osteoarthritis. *The Lancet*, *357*(9262), 1097-1098.
Kovacs, F. M., Abraira, V., Peña, A., Martin-Rodriguez, J. G., Sánchez-Vera, M. *et al.* (2003). Effect of firmness of mattress on chronic non-specific low-back pain : Randomised, double-blind, controlled, multicentre trial. *The Lancet*, *362*(9336), 1599-1604.
Koussihouèdé, F. E. N., Favola, J.-M. et Barres Fousseni, E. (2015). Un essai contrôlé randomisé : effet du port de chaussures à talons hauts sur le squelette appendiculaire inférieur. *Pan African Medical Journal*, *20*, 191.
Kranenburg, H. C., Hazewinkel, H. A. et Meij, B. P. (2013). Spinal hyperostosis in humans and companion animals. *The Veterinary Quarterly*, *33*(1), 30-42.
Kraus, J. F., Schaffler, K. B., Rice, T., Maroosis, J. et Harper, J. (2002). A field trial of back belts to reduce the incidence of acute low back injuries in New York City home attendants. *International Journal of Occupational and Environmental Health*, *8*(2), 97-104.
Latreille, J.-M. (1978). Le syndrome d'instabilité lombaire chronique. *Union médicale du Canada*, *107*(9), 783-790.
Licht, S. (1966). *Orthotics etcetera*. Baltimore, MD : Williams and Wilkins.
Linton, S. J. et van Tulder, M. W. (2001). Préventive intervention for back and pain problems. *Spine*, *26*(7), 778-787.
Lorenz, M., Patwardhan, A. et Vanderby, R. Jr (1983). Load-bearing charateristics of lumbar facets in normal and surgicaly altered spinal segments. *Spine*, *8*(2), 122-130.
Maher, C. G. (2000). A systematic review of workplace interventions to prevent low back pain. *Australian Journal of Physiotherapy*, *46*(4), 259-269.
Martin, A. D. et McCulloch, R. G. (1987). Bone dynamics : stress, strain and fracture. *Journal of Sports sciences*, *5*(2), 155-163.
Maigne, R. (1983). Mal de dos, mal du siècle. Paris : Éditions Marabout.
Morin, F. et Portnoy H. (1956). Electromyographic study of postural muscles in various positions and movements. *American Journal of Physiology*, *186*(1), 122-126.

Morris, J. M., Lucas D. B. et Bresler B. (1961). Role of the trunk in stability of the spine. *Journal of Bone and Joint Surgery*, *43*(3), 327-351.

Nachemson, A. (1964). In vivo measurements of intradiscal pressure. *Journal of Bone and Joint Surgery*, *46*(5), 1077-1092.

Nachemson, A. (1975). Towards a better understanding of low-back pain : A review of the mechanics of the lumbar disc. *Rheumatology and Rehabilitation*, *14*(3), 129-143.

O'Connell, G. D., Johannessen, W., Vresilovic, E. J. et Elliott, D. M. (2007). Human internal disc in axial compression measured noninvasively using magnetic resonance imaging. *Spine*, *32*(25), 2860-2868.

Perina, D. G. (2017). Mechanical back pain. *Medscape, 24 janvier*. Document accessible à l'adresse <https://emedicine.medscape.com/article/822462-overview>.

Périnou, G. et Colné, P. (2018). *La posture debout : biomécanique fonctionnelle, de l'analyse au diagnostic*. Issy-les-Moulineaux : Elsevier Masson.

Qaseem, A., Wilt, T. J., McLean, R. M. et Forciea, M. A. (2017). Noninvasive treatment for acute, subacute, and chronic low back pain : A clinical practice guideline from the American College of Physicians. *Annals of Internal Medicine*, *166*(7), 514-530.

Raimondi, P., Prosperini, V., Santos, S., Lo Monaco, C. et Martinelli, E. (2007). Dolore rachideo e patomeccanica della colonna vertebrale nelle donne in gravidanza/Douleur vertébrale et biomécanique pathologique chez les femmes enceintes. *Résonances européennes du rachis*, *15*(45-46), 1886-1892.

Seidler, A., Bergmann, A., Jäger, M., Ellegast, R., Ditchen, D. *et al.* (2009). Cumulative occupationnal lumbar load and lumbar disc disease. *BMC Musculoskeletal Disorders*, *10*, 48.

Seidler, A., Bolm-Audorff, U., Heiskel, H., Henkel, N., Roth-Küver, B. *et al.* (2001). The role of cumulative physical work load in lumbar spine disease : Risk factors for lumbar osteochondrosis and spondylolosis associated with chronic complaints. *Occupational and Environmental Medicine*, *58*, 735-746.

Shiri, R., Karppinen, J., Leino-Arjas, P., Solovieva, S. et Viikari-Juntura, E. (2010). The association between obesity and low back pain : a meta-analysis. *American Journal of Epidemiology*, *171*(2), 135-154.

Spitzer, W. O. (dir.). (1987). Approche scientifique de l'évaluation et du traitement des affections vertébrales chez les travailleurs. *Médecine clinique et expérimentale*, *10*(5), D23.

van Duijvenbode, I. C., Jellema, P., van Poppel, M. N. et van Tulder, M. W. (2008). Lumbar supports for prevention and treatment of low back pain. *Cochrane Database Systematic Reviews*, *16*(2). Document accessible à l'adresse <CD001823. doi: 10.1002/14651858.CD001823.pub3>.

van Poppel, M. N., Koes, B. W., Smid, T. et Bouter, L. M. (1997). A systematic review of controlled clinical trials on the prevention of back pain in industry. *Occupational Environmental Medecine*, 841-847.

van Tulder, M. W., Jellema, P., van Poppel, M. N., Nachemson, A. L. et Bouter, L. M. (2007). Withdrawn : Lumbar supports for prevention and treatment of low-back pain. *Cochrane Database of Systematic Reviews*, *18*(2). Document accessible à l'adresse <CD001823. doi: 10.1002/14651858.CD001823.pub3>.

Waddell, G. (1987). A new clinical model for the treatment of low-back pain. *Spine*, *12*(7), 632-634.

Waddell, G. (2004). *The back pain revolution* (2e éd.). Toronto : Elsevier Canada (1re éd. 1998).

Williams, M. et Lissner, H. R. (1962). *Biomechanics of human motion*. Philadelphia, PA : Saunders.

Wong, D.A. et Transfeldt, E. (2007)., *Macnab's Backache* (4e éd.). Philadelphie, PA : Lippincott Williams & Wilkins (1re éd. 1997).

Table des matières

Chapitre 4

Biographie
Jean-Marie Latreille MD, LCMC, FRCP

Jean-Marie Latreille est né à Saint-Anicet le 18 avril 1941. Après des études classiques au Collège Bourget de Rigaud, il complète son cours de médecine à l'Université de Montréal en 1966, acquiert son permis de pratique médicale du Collège des médecin du Québec en 1967 et devient licencié du Conseil médical du Canada en 1972. En 1974, il obtient son certificat de spécialiste en physiatrie décerné par le Collège des médecins du Québec, puis un certificat de membre associé (*Fellowship*) au Collège royal des médecins du Canada.

De 1967 à 1970, il fait un séjour comme médecin au sein des Forces armées du Canada, incluant une mission de 15 mois à la Commission internationale de surveillance et de contrôle (CIC) en Indochine (Viet-Nam, Laos, Cambodge).

Entre 1975 et 1986, le Dr Latreille exerce sa profession de physiatre aux hôpitaux Notre-Dame et Saint-Luc de Montréal où il est nommé Chargé de cours à la Faculté de médecine de l'Université de Montréal. De 1981 à 2007, il consacre la majeure partie de sa carrière au Service de physiatrie de l'hôpital de Valleyfield (aujourd'hui Hôpital du Suroît) comme clinicien et électromyographiste. Il y a occupé le poste de président du Conseil des médecins, dentistes et pharmaciens (CMDP) de 2000 à 2004.

En 2007, il joint le Tribunal administratif du travail (TAT) où il siège comme médecin assesseur jusqu'en 2018.

Parallèlement à la pratique de sa profession, le Dr Latreille manifeste un grand intérêt pour l'histoire de sa région, le Suroît, ce qui lui permet une participation aux activités de sociétés d'histoire et la publication de quelques articles. Il s'implique aussi en environnement et, en 1996, en collaboration avec sa conjointe, il fonde « le Centre d'intendance écologique Latreille (CIEL) », un organisme voué à l'acquisition de territoires naturels en vue d'y assurer la protection de la biodiversité à perpétuité (www.ciel-eco.org).

Made in the USA
Middletown, DE
04 November 2026

36541632R10104